DU SYNDROME MITRO-AORTIQUE CHEZ LES ATHÉROMATEUX

PAR

Le Dr Emmanuel RIT

LYON
A. REY & Cie, IMPRIMEURS-ÉDITEURS DE L'UNIVERSITÉ
4, RUE GENTIL, 4
—
1901

DU

SYNDROME MITRO-AORTIQUE

CHEZ LES ATHÉROMATEUX

DU

SYNDROME MITRO-AORTIQUE

CHEZ LES ATHÉROMATEUX

PAR

Le Dr Emmanuel RIT

LYON

A. REY & Cie, IMPRIMEURS-ÉDITEURS DE L'UNIVERSITÉ
4, RUE GENTIL, 4

1901

A MON PÈRE ET A MA MÈRE

Je dédie ce modeste travail comme témoignage de profonde affection et de sincère reconnaissance.

A MA SŒUR. — A MES FRÈRES

A MES PARENTS

A MES MAITRES

A MES AMIS

A mon Président de Thèse

MONSIEUR LE PROFESSEUR SOULIER

Professeur de Thérapeutique,

Membre Correspondant de l'Académie de Médecine.

A M. LE PROFESSEUR-AGRÉGÉ PIC

Médecin des Hôpitaux.

INTRODUCTION

Il arrive assez souvent d'entendre, à l'auscultation des orifices cardiaques chez les athéromateux et les vieillards, des souffles que l'on serait tenté d'attribuer à des insuffisances fonctionnelles produites par la néphrite interstitielle, l'athérome, l'artériosclérose, la myocardite chronique, comme en ont cité des cas MM. Bouveret, Huchard, C. Paul, etc. Sans nier ces insuffisances fonctionnelles, nous croyons que souvent les souffles orificiels que l'on entend au niveau du cœur doivent être rattachés à l'athérome des orifices cardiaques, et spécialement d'une région commune aux deux orifices, qui a été décrite par MM. Weber et Deguy sous le nom de région mitro-aortique. C'est cette localisation de l'athérome, signalée chez le vieillard par Vulpian et Peter, plus fréquente qu'on ne le croit généralement, que nous étudierons sous le nom de syndrome mitro-aortique chez les athéromateux.

Notre travail comprendra six chapitres. Après avoir consacré un chapitre à l'historique, nous étudierons dans un second chapitre la fréquence de l'affection et ses causes. L'étude anatomo-pathologique des lésions produites par l'athérome fera l'objet du troisième chapitre ; dans un quatrième chapitre nous en ferons l'étude clinique ; le cinquième sera réservé au diagnostic, et nous terminerons par un chapitre sur l'évolution, le pronostic et le traitement.

Mais, avant de commencer cette modeste étude, nous tenons à remercier M. le professeur agrégé Pic de l'accueil bienveillant que nous avons toujours trouvé auprès de lui. A lui revient l'idée première de notre étude ; il nous a dirigé dans notre travail par ses conseils. Qu'il veuille bien recevoir l'expression de notre sincère reconnaissance.

M. le professeur Soulier nous fait l'honneur d'accepter la présidence de notre thèse ; nous l'en remercions respectueusement.

E. R.

DU

SYNDROME MITRO-AORTIQUE

CHEZ LES ATHÉROMATEUX

CHAPITRE PREMIER

HISTORIQUE

La localisation de l'athérome au niveau des orifices et des valvules du cœur, ainsi que les symptômes par lesquels cette lésion se manifeste, sont connus depuis longtemps.

Morgagni cite des observations de vieillards chez lesquels il trouva, à l'examen du cadavre, les valvules du cœur endurcies.

Corvisart[1], dans son *Essai sur les maladies et les lésions organiques du cœur et des gros vaisseaux*, parle de l'endurcissement cartilagineux et osseux des valvules sigmoïdes aortiques arrivant à rétrécir et oblitérer les orifices du cœur, laissant subsister une ouverture si étroite, que l'on conçoit difficilement comment un tel dérangement organique peut exister pendant des années.

Bouillaud[2] et Laennec[3] prétendent même qu'il est commun, chez les personnes âgées, de rencontrer ces

[1] Corvisart, *Essai sur les malad. et lésions organ. du cœur et des gros vaisseaux.*

[2] Bouillaud, *Traité des maladies du cœur.*

[3] Laennec, *Traité de l'auscultation médiate.*

productions osseuses ou calcaires au niveau des sigmoïdes de l'aorte et de la valvule mitrale. Mais leur opinion diffère au sujet de l'origine de ces productions. Bouillaud, contrairement à l'opinion de Laennec, admet que les ossifications des valvules du cœur chez le vieillard ne sont pas le pur effet des progrès de l'âge, mais, au contraire, qu'elles ont pour point de départ une phlegmasie chronique sourde et latente, due au frottement perpétuel du sang contre les valvules.

Andral[1], dans ses cliniques de la Charité, parle, lui aussi, de la formation, chez le vieillard et même chez les personnes de quarante à cinquante ans, de dépôts de sels calcaires autour des orifices du cœur. Il insiste sur l'évolution lente et silencieuse de ces lésions, ne s'accompagnant, pendant plusieurs années, d'aucun des symptômes fonctionnels des maladies du cœur, mais arrivant à une époque où ces malades meurent hydropiques.

Cruveilhier[2], signale la continuité des valvules sigmoïdes avec la valve droite de la mitrale comme expliquant la fréquence avec laquelle cette valve participe plus ou moins, par son bord adhérent, à l'altération. Mais[3] Vulpian est le premier à signaler la fréquence, chez le vieillard, de l'athérome au niveau de la grande valve de la mitrale, produisant, par suite de la rétraction, un rétrécissement de l'infundibulum aortique. Pour lui, cette lésion n'est nullement un reliquat

[1] Andral, *Clin. méd. de la Charité*, 1840.
[2] Cruveilhier, *Anat. pathol. générale*, t. II.
[3] Hallopeau, *Bull. et mém. de Soc. biol.*, 1869.

de vieilles inflammations du jeune âge, et il est presque exceptionnel de trouver chez les individus âgés la valvule mitrale intacte.

Tourtelot[1], dans sa thèse sur la coïncidence des lésions mitrales et aortiques, insiste peu sur la localisation de l'athérome. Peter[2], au contraire, dit qu'il est un point de la valvule mitrale qu'il a toujours trouvé chez le vieillard, lésé et induré de plaques calcaires : c'est l'angle de jonction de la lame antérieure de la valvule mitrale avec la paroi ventriculaire, au point où cette lame se continue avec la valvule sigmoïde la plus voisine, ce qu'il appelle le sinus mitro-sigmoïdien. Et il donne comme signe de l'induration et du rétrécissement du sinus sigmoïdien, un souffle au premier temps, à maximum dans le quatrième espace intercostal gauche, souffle qu'il appelle mitro-sigmoïdien.

Barrault[3], dans sa thèse, étudiant le rétrécissement sous-aortique, dit qu'il peut être produit par suite de l'altération de la grande valve mitrale, par des plaques athéromateuses siégant au niveau du tissu mitro-sigmoïdien.

Haushalter[4], dans une étude sur le cœur sénile, dit que si les lésions athéromateuses des valvules sont constantes, rarement il existe de l'insuffisance ou du rétrécissement des orifices, et que dans six cas il y avait un souffle aortique, et en même temps un souffle à la pointe, sans qu'il existât aucun trouble fonctionnel.

[1] Tourtelot, thèse Paris, 1875.
[2] Peter, *Cliniques médicales*, 1880.
[3] Barrault, th. Paris, 1886.
[4] Haushalter, th. de Nancy, 1886.

M. Huchard[1], dans sa description du rétrécissement mitral des artérioscléreux, parle de sa coïncidence exceptionnelle avec le rétrécissement sous-aortique. Dans son *Traité des maladies du cœur et des gros vaisseaux*, il étudie l'altération simultanée et fréquente de la grande valve de la mitrale et de l'infundibulum aortique chez les artérioscléreux, et en donne comme signe un souffle systolique s'étendant avec une égale intensité à la pointe et à la base du cœur, souffle qu'il appelle mitro-aortique. Enfin, il désigne sous le nom de syndrome mitro-aortique l'ensemble des symptômes produits par cette lésion, qui fait du malade un mitral par le souffle et un aortique par les symptômes.

Cette région mitro-aortique a été étudiée par MM. Weber et Deguy[2], qui ont montré son autonomie au point de vue anatomique, histologique et pathologique.

Cohen Solal[3], dans sa thèse sur l'insuffisance aortique et le rétrécissement mitral combinés, signale que cette lésion peut être produite par l'athérome ; de même Vailhé[4], dans sa thèse sur l'insuffisance aortique et l'insuffisance mitrale combinées.

Disons, enfin, que plusieurs observations ont été publiées par MM. Hallopeau, Moutard-Martin, Vinay, Durand-Fardel, dans lesquelles l'athérome avait atteint à la fois l'orifice aortique et l'orifice mitral, produisant de l'insuffisance ou du rétrécissement des deux orifices.

[1] Huchard, Congrès de Lyon, 1874 (*Arch. génér. méd.*, 1892).
[2] Weber et Deguy, *Arch. méd. expérim.*, 1897.
[3] Cohen-Solal, th. de Lyon, 1898.
[4] Vailhé, th. Montpellier, 1901.

La localisation de l'athérome au niveau des valvules du cœur, comme cause de lésions orificielles complexes, est donc connue depuis longtemps. Mais nous avons cru intéressant d'étudier cette question, qui est un peu délaissée dans les ouvrages les plus complets sur les maladies du cœur, bien que, d'après les observations que nous avons pu recueillir, cette lésion soit assez fréquente chez les vieillards.

CHAPITRE II

FRÉQUENCE ET ÉTIOLOGIE

Le professeur Huchard donne le nom de syndrome mitro-ortique ou d'insuffisance mitrale artérielle à l'induration scléro-athéromateuse chez les artérioscléreux du canal ventriculo-aortique, c'est-à-dire du conduit formé par l'anneau sigmoïdien d'une part, et par la valve mitrale et la cloison interventriculaire d'autre part, cette lésion produisant un souffle rude et râpeux au siège des bruits de l'insuffisance mitrale ordinaire, avec propagation dans le dos et vers l'aorte, mais n'occasionnant ni stase viscérale, ni les symptômes fonctionnels d'une affection de valvule mitrale.

Nous donnerons au syndrome mitro-aortique un sens plus large, et nous décrirons sous ce nom l'ensemble symptomatique caractérisé anatomiquement par la lésion concomitante de l'orifice mitral et de l'orifice aortique, due à la dégénérescence athéromateuse et calcaire, et cliniquement par des signes physiques et les troubles fonctionnels des maladies valvulaires plus ou moins modifiés, plus ou moins complets, du fait de l'athérome artériel.

Ces lésions orificielles d'origine athéromateuse ne doivent pas, d'après nous, être classées parmi les affections rares, comme le dit Haushalter[1], dans sa thèse inaugurale sur le cœur sénile.

Si elles n'ont pas été plus souvent signalées, c'est que, comme nous le montrerons plus loin, les lésions valvulaires athéromateuses sont souvent chez le vieillard à l'état latent, et par suite souvent ignorées. La fréquence clinique de cette affection ne répond pas à sa fréquence anatomique. C'est aussi ce que démontrent les recherches de M. Pic.

Sur 116 malades, morts à l'hospice du Perron et dont l'autopsie a pu être faite, il a trouvé les lésions suivantes :

Malades n'ayant pas de lésions athéromateuses ni de lésions cardiaques	21
— ne présentant pas d'athérome, mais de la dilatation du cœur droit	2
— présentant des lésions cardiaques endocarditiques, rhumatismales ou tuberculeuses	16
— présentant des lésions athéromateuses simples sans lésions orificielles	38
— présentant de l'athérome de la région mitro-aortique au début, sans lésion orificielle	6
— présentant de l'athérome avec des lésions orificielles sans lésion de la région mitro-aortique	7
— présentant de l'athérome de la région mitro-aortique avec une seule lésion orificielle	19
— présentant de l'athérome de la région mitro-aortique avec une double lésion orificielle	7

On voit, d'après cette statistique, que sur 49 cas de lésions valvulaires du cœur, sept fois il y avait une

[1] Hausalter, th. Nancy, 1886.

lésion valvulaire intéressant les deux orifices du cœur gauche, due au processus athéromateux; cette lésion représente donc le septième des affections valvulaires du cœur chez le vieillard.

La fréquence de cette lésion est explicable par l'anatomie de la région mitro-aortique. Cruveilhier, puis Potain[1], ont montré qu'il y avait continuité de tissu des valvules sigmoïdes avec la valve antérieure de la mitrale.

MM. Weber et Deguy[2], dans une étude approfondie sur cette région, ont insisté de nouveau sur son autonomie anatomique et histologique expliquant son autonomie pathologique.

On peut encore se demander pourquoi cette partie de l'endocarde est plus souvent lésée. Bouillaud considère les calcifications des valvules chez le vieillard comme des lésions anatomiques dont la nature n'est pas rigoureusement déterminée. D'après Peter[3], le choc qui résulte pour cette région de l'ondée sanguine doit être une cause de fatigue et d'usure plus grande et enfin de dégénérescence athéromateuse, MM. Weber et Deguy ont montré que la valvule mitrale, ou plutôt la base de la valve antérieure est très riche en vaisseaux. Comme les autres vaisseaux de l'économie, ils peuvent, en cas d'artériosclérose, être atteints d'artérite. Il s'ensuit un défaut de nutrition dans le territoire qu'ils irriguent, et par suite une tendance pour les éléments de cette

[1] Potain, Cœur, in *Dict. de Dechambre.*

[2] Weber et Deguy, *loco citato.*

[3] Peter, *Cliniques médicales*, 1886.

région à subir la dégénérescence athéromateuse, que le choc de l'ondée sanguine vient activer par un traumatisme continu.

Parmi les causes capables de produire la dégénérescence athéromateuse des valvules du cœur, on peut citer toutes les causes de l'athérome, les intoxications (tabac, alcool, paludisme, plomb), les diathèses (arthritisme, goutte, syphilis), le surmenage physique, moral, intellectuel. Mais il en est une surtout importante, c'est l'âge. Le syndrome mitro-aortique est une affection de la vieillesse. Ce n'est qu'à partir de quarante ans qu'on le rencontre le plus souvent. Mais l'athérome n'étant pas l'apanage exclusif de la vieillesse, on le rencontre chez les adultes, très rarement il est vrai.

Le sexe ne semble pas avoir une grande influence; cependant l'affection est plus fréquente chez l'homme, en raison de la fréquence plus grande chez lui de l'athérome. Chez la femme, la ménopause est une cause prédisposante, pouvant faire cesser la période de latence de la maladie.

CHAPITRE III

ETUDE ANATOMO-PATHOLOGIQUE

Quand l'athérome atteint l'endocarde, il se localise surtout au niveau des orifices et des valvules du cœur gauche. Des plaques athéromateuses peuvent être rencontrées au niveau de la paroi des oreillettes et plus spécialement des auricules, au niveau des piliers, autour de l'orifice tricuspide ; mais ce sont des localisations rares. C'est au niveau des valvules aortiques, de l'infundibulum de l'aorte, des valves de la mitrale et plus spécialement de la grande valve qu'on le trouve le plus souvent. C'est par là qu'il débute dans l'endocarde, à moins que, suivant une marche descendante, il ne se propage de l'aorte sur les sigmoïdes.

La localisation de l'athérome au niveau de la base de la grande valve de la mitrale est, à notre avis, fréquente. C'est un point d'élection, de même que la crosse de l'aorte, l'embouchure des carotides, etc. Dans la statistique que nous avons donnée à propos de l'étiologie, nous avons vu que dans 6 cas il avait été noté des plaques athéromateuses au niveau de la région mitro-aortique, sans qu'il y eû de lésions orificielles : c'est une forme de début de l'athérome valvulaire. Mais, par suite de l'extension du processus, à la fois subinflammatoire et dégénératif, qui caractérise l'athérome, la lésion peut envahir la grande valve de la mitrale, produisant de l'insuffisance, puis la petite valve, aboutissant à la sténose de l'orifice mitral. L'athérome peut aussi remonter vers l'aorte, produisant soit un rétrécissement sous-aortique, soit de l'insuffisance des valvules aortiques par suite de leur épaississement, de leur rétraction. La double lésion, à la fois aortique et mitrale, est alors constituée.

Voyons maintenant plus en détail les lésions que l'on trouve à l'autopsie.

Le cœur est presque toujours hypertrophié, volumineux ; sauf dans 1 cas où il pesait 340 grammes, le poids du cœur était toujours supérieur à 400 grammes, variant de 480 grammes à 700 grammes. L'hypertrophie porte surtout sur le ventricule gauche, dont les parois épaissies peuvent atteindre 1 à 2 centimètres. Plusieurs fois, l'oreillette gauche était très augmentée de volume, dilatée surtout dans le cas où il existait un rétrécissement de l'orifice mitral. Le ventricule droit est rarement dilaté et, dans 4 cas seulement, la dilatation du cœur droit produisait de l'insuffisance de l'orifice tricuspide.

A l'examen des orifices du cœur, on peut trouver à chaque orifice, soit de l'insuffisance, soit du rétrécissement, soit de l'insuffisance et du rétrécissement à la fois. L'orifice mitral présente le plus souvent des lésions d'insuffisance; elle existait 10 fois, sur 15 cas où il y avait une lésion de l'orifice mitral; dans 1 cas il y avait un rétrécissement associé à de l'insuffisance. Le rétrécissement existe rarement seul. Dans l'observation rapportée par M. Vinay [1] (obs. XI), il y avait un rétrécissement de l'anneau fibreux, produit par des dépôts de sels calcaires à ce niveau, bien que les valves de la mitrale fussent souples et suffisantes ; c'est ce que les anciens désignaient sous le nom d'os du cœur.

Mais, comme M. Vinay le faisait remarquer, la localisation exclusive du rétrécissement mitral sur l'anneau d'insertion est très rare. La zone d'implantation peut secondairement participer à l'inflammation de la valvule, mais dans les cas extrêmes. L'anneau d'insertion valvulaire forme alors une circonférence blanchâtre, dure, inextensible, de 4 à 5 millimètres d'épaisseur.

Le plus souvent, la dégénérescence athéromateuse porte au niveau des valvules et principalement au niveau de la valve antérieure ou interne de la mitrale ; les valvules sont épaissies, indurées par des sels calcaires, rétractées même. L'orifice mitral prend la forme d'une boutonnière, d'une fente semi-lunaire indurée sur tout son pourtour. Il existe alors de l'insuffisance en même temps que cette sténose prononcée.

Les lésions ne sont pas toujours aussi accentuées. La valve antérieure de la mitrale, qui dans tous les cas est atteinte, tandis que la petite valve est à peu près saine, présente des plaques d'athérome, parfois confluentes, parfois calcifiées, lui donnant une consistance parcheminée, produisant des rétractions et, par suite, de l'insuffisance de l'orifice.

L'athérome de la valve antérieure de la mitrale se continue parfois au niveau de la région mitro-

[1] Vinay, *Lyon médical*, 1886.

aortique, produisant le rétrécissement sous-aortique. Cette sténose au niveau de l'infundibulum de l'aorte se reconnaît en introduisant par la pointe du ventricule l'index et le médius accolés et en essayant de pénétrer dans l'aorte. Avant d'atteindre l'orifice aortique, à environ 1 centimètre au-dessous des valvules sigmoïdes, on se sent arrêté. En ce point, si l'on ouvre l'origine de l'aorte, on trouve en arrière une altération scléreuse, une induration athéromateuse répondant à la base de la grande valve de la mitrale, qui est indurée. En avant, l'hypertrophie de la cloison interventriculaire, sous forme d'un bourrelet volumineux faisant saillie dans l'infundibulum aortique, vient parfois contribuer encore à rétrécir l'infundibulum.

Cette lésion sous-aortique, fréquente surtout chez le vieillard, et sur laquelle Vulpian[1] a le premier attiré l'attention, nous l'avons trouvée notée 2 fois, sur 15 cas où il y avait des lésions aortiques. Avec le rétrécissement sous-aortique, il peut y avoir des lésions athéromateuses des valvules sigmoïdes ; mais, dans le rétrécissement sous-aortique, le plus souvent elles sont souples et suffisantes.

Le rétrécissement peut siéger au niveau des valvules aortiques, l'infundibulum étant sain. Il est dû soit à des dépôts de sels calcaires siégeant au niveau de la zone d'insertion des nids de pigeon, au niveau des nodules d'Arantius, produisant des inégalités contre lesquelles frotte le courant sanguin, soit à des plaques athéromateuses à cheval sur le point où s'accolent les

[1] *Société de biologie*, 1869.

valvules les unes aux autres, soit enfin à l'envahissement entier des sigmoïdes rigides calcifiées, épaisses, parfois soudées entre elles, formant un diaphragme.

Dans tous ces cas, la valve la plus atteinte ou la seule atteinte par l'athérome, c'est la sigmoïde externe, celle qui est contiguë à la grande valve de la mitrale. Ces déformations valvulaires produisent plus souvent de l'insuffisance qu'elles ne produisent du rétrécissement de l'orifice aortique. Sur 15 cas où il y avait une lésion aortique, 12 fois il y avait insuffisance aortique et 4 fois rétrécissement.

Notons encore que, quand le malade a succombé aux progrès de l'affection cardiaque, il n'a pas été enlevé par une maladie incurrente : on trouve à l'autopsie, comme l'a montré M. Bard[1], une poussée aiguë, terminale, de granulations endocardiques qui expliquent la poussée fébrile observée souvent dans la période d'asystolie. Ces végétations endocarditiques étaient notées à l'autopsie dans les observations V, VII, XIV.

Si maintenant nous cherchons comment les lésions de l'orifice aortique et celles de l'orifice mitral se groupent entre elles, nous verrons que la lésion la plus souvent notée, c'est l'insuffisance des deux orifices ; cette lésion semble être la lésion de début. Dans quelques cas, elle s'accompagne d'un double rétrécissement. Le rétrécissement seul des deux orifices est la lésion la moins fréquente.

Outre ces lésions de l'endocarde valvulaire, nous

[1] Bard, *Précis d'anatomie pathologique*.

devons signaler que l'on trouve à l'autopsie de la sclérose du myocarde, de l'athérome de l'aorte et des grosses artères, des lésions d'emphysème ou de congestion au poumon, de la sclérose plus ou moins prononcée des reins.

Il est encore un point intéressant dans l'étude de l'athérome valvulaire des orifices mitral et aortique. c'est la détermination du point précis de la partie de la valvule qui est spécialement touchée par la dégénérescence athéromateuse. Des travaux de MM. Weber et Deguy[1] il résulte que l'athérome atteint surtout la face artérielle de la zone mitro-auriculaire, principalement au niveau des deux pédicules de la mitrale, et la face artérielle de la grande valve de la mitrale; ce qui prouve que cette partie de la région mitro-aortique se comporte comme l'aorte vis-à-vis de l'athérome. Pour les valvules sigmoïdes de l'aorte, d'après M. Lancereaux[2], ce n'est plus la face ventriculaire, mais la face artérielle qui est atteinte.

En résumé, l'athérome atteignant l'endocarde valvulaire se localise surtout aux valvules de l'orifice aortique et de l'orifice mitral. Il débute souvent par la grande valve de celui-ci, spécialement sur sa face orificielle ; puis il envahit la région mitro-aortique, les sigmoïdes, parfois l'infundibulum, produisant de l'insuffisance ou du rétrécissement des deux orifices du ventricule gauche.

[1] *Archives de médecine expérimentale*, 1897.
[2] *Union médicale*, 1885.

CHAPITRE IV

ÉTUDE CLINIQUE

On peut distinguer deux périodes dans l'étude des manifestations cliniques des lésions athéromateuses des orifices du cœur : une première dans laquelle la lésion est très bien tolérée, et une seconde dans laquelle elle occasionne des troubles cardiaques.

I. Période latente.

Pendant cette période, dont la durée est variable, les lésions valvulaires athéromateuses ne se manifestent par aucune gêne fonctionnelle, aucun symptôme obligeant le malade à se faire traiter, si bien que c'est une affection intercurrente, une pneumonie, un traumatisme ou une autre manifestation de l'athérome, une hémorragie cérébrale qui amène le malade à l'hôpital. Et alors un examen méthodique et complet permet de découvrir des altérations des bruits du cœur, des souffles qui font diagnostiquer la lésion orificielle. Quelquefois même cette lésion ne se manifeste pas par signes physiques, ou plutôt les bruits de souffle sont si faibles et l'attention est si peu éveillée sur ce point qu'ils sont méconnus. Enfin le bruit de souffle de la pointe peut pendant longtemps être précédé par un assourdissement du premier bruit.

Du reste, cet état latent, qui caractérise les lésions athéromateuses des orifices et des valvules du cœur chez les vieillards, avait déjà frappé les anciens cliniciens. Andral cite l'observation d'une femme âgée de soixante-treize ans, chez laquelle les valvules aortiques étaient incrustées de sels calcaires, ainsi que la base de la valvule mitrale. Cependant, malgré un pouls d'une remarquable irrégularité, la respiration n'avait jamais été notablement gênée et il n'y avait pas la moindre apparence d'hydropisie. Et il ajoute : « Ce qu'il y a de certain, c'est que beaucoup de vieillards présentent pendant plusieurs années un pouls irrégulier, sans avoir d'ailleurs ni dyspnée, ni hydropisie. »

Laennec dit qu'un léger degré d'induration cartilagineuse, pétrée ou calcaire des valvules, peut exister longtemps sans altération sensible de la santé et même de l'action du cœur.

Gueneau de Mussy va plus loin : « Les affections du cœur, dit-il. coïncident si souvent avec l'athérome, que l'existence de celui-ci autorise à soupçonner une lésion cardiaque, et qu'il m'est arrivé souvent, après avoir reconnu l'état morbide des artères, de prévoir et de constater des lésions valvulaires qui ne se manifestaient par aucun trouble notable de la fonction circulatoire. »

Peter insiste sur l'état latent des maladies du cœur chez le vieillard, chez qui les signes révélateurs des affections cardiaques pendant la vie sont moins prononcés que chez l'individu plus jeune. « Les maladies du cœur, si fréquentes dans la vieillesse, sont souvent méconnues en raison de la faiblesse des signes due à la faiblesse des contractions du cœur, de la faiblesse des symptômes due à la faiblesse des sensations de la faiblesse des troubles généraux due à la faible demande de l'organisme. »

Telle est aussi la conclusion qui découle des recherches de M. le professeur agrégé Pic sur les lésions mitro-aortiques. Sur sept observations suivies d'autopsie, recueillies dans son service des vieillards à l'hospice du Perron, une fois seulement les troubles fonctionnels d'une maladie du cœur avaient motivé l'entrée du malade à l'hôpital. Dans tous les autres cas, le malade était entré pour une autre affection, pneumonie, hémorragie cérébrale, etc., et ce n'est qu'à l'examen du cœur, que la présence de souffles au niveau des orifices du cœur gauche a fait penser au syndrome mitro-aortique.

OBSERVATION I

(Due à l'obligeance de M. le professeur agrégé Pic.)

Diagnostic : *Tremblement héréditaire. Incontinence d'urine.*
Autopsie : *Athérome. Insuffisance mitro-aortique. Insuffisance tricuspidienne. Pneumonie ultime du sommet droit. Phtisie fibreuse avec emphysème.*

C..., Claude, soixante-neuf ans, employé des chemins de fer, entré en 1899, salle Jacquard, lit 7.

Antécédents héréditaires : Son père et sa mère avaient du tremblement. Un frère a du tremblement à la main gauche.

Une maladie fébrile, qui aurait laissé une léger tremblement.

Pas de syphilis. Paludisme à trente-deux ans.

Depuis 1897, douleurs dans la jambe droite.

Aux membres supérieurs et inférieurs léger tremblement, plus fort dans les mouvements, mais n'augmentant pas avec la durée de ceux-ci.

Douleur sciatique à droite.

Au cœur, les bruits sont sourds.

Rien au poumon.

Autopsie : Athérome aortique. Très légères insuffisances aortique et mitrale. Insuffisance tricuspidienne nette.

Pneumonie du lobe supérieur droit. Emphysème des bords antérieurs. A gauche, emphysème, épaississement pleural au sommet.

Reins congestionnés, légèrement scléreux.

Foie, ébauche de foie cardiaque.

OBSERVATION II

(Due à l'obligeance de M. le professeur agrégé Pic.)

Diagnostic : *Myocardite. Pneumonie chronique de la base gauche. Athérome.*

A..., Josephte, quatre-vingt-treize ans, ouvrière en soie, entrée le 17 avril 1897 au Perron, salle Sainte-Marie, lit 41. Morte le 25 novembre 1899.

Pas d'antécédents héréditaires.

Bonne santé antérieure. Jamais de rhumatisme. Ni paludisme, ni syphilis.

Aux poumons, à la base gauche, un peu de submatité. Râles muqueux aux deux bases, surtout à gauche. Respiration humée avec expiration prolongée au sommet droit.

Au cœur, la pointe bat dans le sixième espace.

A la palpation, ébauche d'un frémissement qui paraît diastolique, siégeant à la pointe.

A l'auscultation, systole à timbre roulant.

Beaucoup d'arythmie, avec faux pas toutes les quatre ou cinq révolutions. Battements des jugulaires. Pas de reflux hépato-jugulaire.

Le pouls radial est faible, peu tendu, irrégulier.

Urines: pas d'albumine ni de sucre.

Autopsie : Rien aux reins, ni à la rate.

Aux poumons, granulations tuberculeuses anciennes aux deux sommets. A la base gauche, zone d'hépatisation.

Au cœur, aspect extérieur et volume normaux, poids : 340 grammes.

Les orifices sont normaux au cœur droit. A l'orifice aortique, quelques plaques d'athérome sur la portion ascendante de l'aorte et dans le sinus de Vasalva. La sigmoïde moyenne est un peu indurée. Athérome à l'orifice des coronaires. Insuffisance de l'orifice aortique, très nette et très accentuée. L'orifice mitral présente un degré assez peu accentué d'insuffisance.

Au foie, une poche de pus jaune, bien lié, sans odeur, siégeant superficiellement à la partie antéro-externe du bord convexe.

OBSERVATION III

(Due à l'obligeance de M. le professeur agrégé Pic.)

Diagnostic: *Sénilité. Athérome. Pneumonie du lobe supérieur du poumon droit.*

M..., quatre-vingt-un ans, entré le 17 février 1900, salle Saint-Lazare, n° 3, au Perron, mort le 24 février 1900.

Le malade délire et il est impossible d'avoir des renseignements bien précis.

Un examen rapide ne révèle rien d'anormal au cœur.

Aux poumons, quelques fines crépitations à droite avec un peu de submatité. T. = 40 degrés.

Pouls bon, radiales sinueuses, un peu indurées.

19 février. — Le malade tousse, expectore des crachats rouillés. Il a de la dyspnée. T. = 40 degrés.

P. = 120, dépressible, régulier.

Au poumon, dans la fosse sus- et sous-épineuse droite, râles fins de pneumonie. Submatité et exagération des vibrations. Souffle tubaire aux deux temps, bronchophonie.

En avant et à droite skodisme sous la clavicule.

22 février. — La langue est couverte de muguet. Les signes physiques persistent.

24 février. — Mort.

Autopsie : le 26 février.

Poumon : à droite, hépatisation du lobe supérieur, emphysème du bord antérieur, adhérences totales de la plèvre viscérale à la plèvre pariétale ; à gauche, emphysème et tubercules crétacés au sommet.

Cœur : pèse 480 grammes. Insuffisance aortique légère. Insuffisance mitrale assez considérable. Très peu d'athérome aortique.

Au foie, à la rate, aux reins, rien d'anormal, sauf un peu de congestion.

OBSERVATION IV

(Due à l'obligeance de M. le professeur agrégé Pic.)

Diagnostic : *Athérome. Maladie de Hodgson. Insuffisance aortique sans souffle. Hémiplégie gauche par ramollissement thrombosique.*

P..., Claude, soixante-dix-huit ans, cordonnier, entré salle Jacquard, au Perron, lit 25, le 26 novembre 1899, mort le 25 décembre 1899.

Rien de particulier dans les antécédents héréditaires. Aucun antécédent personnel, pas d'éthylisme, pas de spécificité probable.

Il y a huit mois, pendant son travail, le malade fut pris d'une impotence fonctionnelle du membre supérieur gauche qui rétrocéda peu à peu. Puis hémiplégie gauche sans perte de connaissance.

Au membre inférieur gauche, il y a de la parésie, la sensibilité est intacte, le réflexe rotulien est un peu exagéré. Mêmes symptômes au membre supérieur gauche. Pas d'asymétrie faciale.

Au cœur, la pointe bat dans le cinquième espace, elle donne un peu à la main l'impression de dôme. Le deuxième bruit a un éclat clangoreux, surtout à l'orifice aortique.

Le pouls est légèrement bondissant. Les artères sont un peu dures. Rien au poumon.

20 décembre. — Les réflexes tendineux sont très exagérés. La matité précordiale est augmentée au niveau de la base.

Le pouls capillaire frontal est très net, pas de pouls capillaire unguéal. Pas de double souffle de Durozier.

23 décembre. — Le malade a été trouvé sans connaissance dans son fauteuil. Il présente une hémiplégie droite. Déviation conjuguée de la tête et des yeux à gauche. Une crise convulsive dans la journée. Le soir, il est dans le coma.

Mort le 25 décembre.

Autopsie : Reins : lésions typiques du petit rein contracté.

Cœur : volumineux. L'hypertrophie porte surtout sur le ventricule gauche, les parois ont près de 15 millimètres. Le myocarde est dur, scléreux.

L'aorte est dilatée. Légère insuffisance aortique et légère insuffisance mitrale. Un peu d'athérome de l'aorte et de la valve antérieure de la mitrale; cet athérome rétracte la sigmoïde moyenne et la mitrale, causant la double insuffisance.

OBSERVATION V

(Due à l'obligeance de M. le professeur agrégé Pic.)

Athérome généralisé. Ectasie aortique probable. Ancienne fracture du tibia gauche. Morbus coxæ senilis à droite.

Ch .. Rose, quatre-vingt-six ans, ouvrière en soie, entrée le 16 avril 1892, salle P. Jouve, au Perron, morte le 8 janvier 1899.

La malade a peu de mémoire. Les renseignements sont difficiles à obtenir sur ses antécédents héréditaires.

Elle a eu trois enfants, jamais de fausses couches.

Pas d'alcoolisme.

A dix-huit ans, fièvre intermittente qui dura un an.

A vingt ans, fièvre typhoïde.

Quelques douleurs dans les jambes, mais jamais de rhumatisme.

Il y a quelques années, fracture de jambe en tombant d'une chaise.

Etat actuel. — Santé bien conservée, état général bon. La malade mange et digère bien.

Elle urine au lit la nuit.

Cœur : on ne sent pas la pointe. Bruits lointains et sourds au foyer aortique. Le deuxième bruit est un peu éclatant. Voussure à la partie interne des trois premières côtes droites. Matité assez nette à ce niveau.

A l'auscultation, le deuxième bruit est toujours retentissant, et peut-être s'ajoute t-il un souffle très léger. Battement énergique des artères du cou, soulevant le creux sus-claviculaire et sus-sternal. Dilatation de la jugulaire externe. Pouls petit, régulier, dépressible.

Poumon : en arrière, submatité à la base, respiration humée, nombreux râles sous-crépitants disséminés.

Foie : ni gros, ni douloureux.

La malade ne peut marcher : elle a une ankylose partielle de la hanche droite, la cuisse fléchie. Dilatations variqueuses.

Urines : pâles, dépôt abondant, traces d'albumine.

14 juillet. — Au poumon, même état.

Au cœur, on entend le retentissement du deuxième bruit, mais pas de souffle diastolique. Battements rétro-sternaux très nets. Radiales roulant sous le doigt. Les battements sont synchrones dans les deux radiales.

8 janvier. — Depuis quelques jours, la malade s'affaiblit de plus en plus ; elle présente une escarre fessière.

La mort est survenue sans phénomène notable.

Autopsie. — 10 janvier. Aorte dilatée : circonférence de 11 centimètres, parois calcifiées par place. Dans toute l'aorte thoracique, plaques dures et athéromateuses au niveau de l'embouchure du canal artériel, du sommet de la courbure de l'aorte, des embouchures des collatérales, de la concavité de la crosse. Endartère rougeâtre. En plusieurs points, fissures par où font saillie des plaques calcaires. Périartère de coloration normale.

Au cœur : rien d'anormal au péricarde. A l'épreuve de l'eau, très léger degré d'insuffisance de l'aorte, insuffisance légère de la mitrale, insuffisance notable de la tricuspide.

Lésions athéromateuses de l'orifice aortique, sous forme d'ossification de la partie interne de la zone d'insertion des nids de pigeon, les valves elles-mêmes étant souples. La dégénérescence calcaire est à son maximum au niveau de la valve externe. Cette dégénérescence se prolonge sous forme d'un tractus calcifié, qui embroche la grande valve de la mitrale en la traversant obliquement. Cette grande valve est de la sorte rétractée, ainsi que la sigmoïde avoisinante. La grande valve est d'ailleurs sclérosée et présente de la dégénérescence athéromateuse au début.

L'origine de l'aorte est très athéromateuse dans toute sa circonférence, et en particulier au niveau des coronaires. On suit l'artère coronaire postérieure jusqu'à sa terminaison, et dans son trajet elle est indurée, et en plusieurs points son calibre est considérablement rétréci.

Le myocarde est friable, présente une teinte jaunâtre de surcharge graisseuse sous le péricarde.

La valve antérieure et droite de la mitrale présente au niveau de sa face auriculaire et près de son bord libre une rangée de petites végétations en choux-fleurs, d'une hauteur de 1 millimètre environ, végétations friables et de formation récente. La radiale est modérément dure, nullement calcaire.

Poumon droit : sommet, cicatrice tuberculeuse, plusieurs petits nodules crétacés, adhérences pleurales à ce niveau. La partie inférieure du lobe supérieur et du lobe moyen est emphysémateuse.

Le lobe inférieur a un aspect marbré, par suite d'îlots blanchâtres tranchant sur un fond sombre, ou à des points d'hépatisation blanc grisâtre et à contours festonnés.

Poumon gauche : adhérences du lobe supérieur à la paroi, cicatrices tuberculeuses et crétacées au sommet. Emphysème du lobe supérieur, congestion du lobe inférieur avec quelques points hépatisés.

Foie un peu graisseux. Rate petite.

Reins : des deux côtés, capsule adhérente, entraînant du parenchyme, étoiles de Verheyen apparentes, substance corticale un peu diminuée. Teinte des pyramides normale.

OBSERVATION VI

(Due à l'obligeance de M. le professeur agrégé Pic.)

Hémiplégie droite. Athérome. Insuffisance mitrale et aortique.

C... Jean-Antoine, soixante-quinze ans, tisseur, entre le 2 février 1900, salle Jacquard, lit 6, au Perron.

Pas d'antécédents héréditaires.

Pas d'affections aiguës dans ses antécédents personnels, ni syphilis, ni éthylisme, ni paludisme.

L'affection actuelle remonte à six ans. Début brusque par un ictus en faisant sa toilette. Après une perte de connaissance de quelques heures, il revint à lui avec une hémiplégie droite et de la dysarthrie.

Pas d'asymétrie faciale. Interrogé sur ses antécédents familiaux, il se met à pleurer d'une façon spasmodique. La force musculaire est diminuée du côté droit. Pas d'atrophie considérable. Réflexes tendineux exagérés des deux côtés. Pas de troubles de la sensibilité.

Pas d'incontinence d'urine.

Ventre un peu ballonné, pas de constipation, foie normal.

Au cœur, pulsation énergique assez étendue de la pointe, dans le cinquième espace en dehors du mamelon. A ce point, souffle systolique dont la propagation dans l'aisselle est douteuse. A l'orifice aortique, on n'entend rien de particulier.

Pouls légèrement bondissant, surtout dans l'élévation du bras.

Rien aux poumons, sauf de l'obscurité respiratoire.

Urines : pas de sucre, albuminurie légère.

Autopsie. — Au poumon, les deux tiers inférieurs des deux poumons sont turgescents et laissent sourdre à la coupe une quantité considérable de liquide spumeux, hématique, noirâtre ; pas de zone hépatisée, pas d'infarctus.

Le tiers supérieur est emphysémateux.

Au cœur, un coup de couteau donné à travers la paroi empêche l'épreuve de l'eau.

A l'examen direct, on constate de l'insuffisance mitrale. La valve antérieure de la mitrale est épaissie, indurée, de consistance calcaire.

C'est une plaque d'athérome, qui d'autre part, en avant et en dehors, envahit l'orifice aortique et se prolonge sous forme d'un anneau calcaire au niveau de la valve externe des sigmoïdes.

Le myocarde est feuille morte, friable ; il existe une symphyse péricardique, limitée à la partie supérieure de la paroi postérieure des ventricules et oreillettes : la face postérieure de la pointe est libre.

L'athérome, noté aux sigmoïdes aortiques, se poursuit dans

toute l'aorte, sous forme de plaques, les unes calcaires, les autres gélatineuses. Elles occupent l'orifice des collatérales qu'elles rétrécissent.

Foie : aucune altération.

Reins gros, tuméfiés.

Rate grosse, diffluente, coupe noirâtre Elle est, sur la surface entière, revêtue d'une couche périsplénique sous forme de granulations fibrineuses de volume très inégal.

Encéphale. Au niveau de l'hémisphère gauche, sur la coupe de Déjérine, on trouve des foyers multiples de ramollissement au niveau de la tête du noyau caudé du segment antérieur de la capsule interne, de son genou, du noyau lenticulaire.

La coupe pratiquée au niveau du ramollissement montre celui-ci peu étendu en profondeur, athérome peu prononcé des artères de l'hexagone de Willis.

II. Période des troubles cardiaques.

Mais si l'athérome mitro-aortique reste souvent à l'état latent, ne se manifestant par aucun trouble fonctionnel, il n'en est pas toujours ainsi. Comme le faisait remarquer Andral[1], il arrive une époque où, par suite du progrès de l'ossification des orifices du cœur, ou bien plutôt parce que le cœur, perdant de plus en plus son énergie, n'a plus enfin de contractions assez fortes pour vaincre l'obstacle qui s'oppose à l'issue du sang, il se produit de la stase de celui-ci dans les cavités du cœur, et par suite de la dyspnée, de l'anasarque. Le malade raconte alors l'histoire suivante :

Il y a six mois, un an, rarement plus, il s'aperçut pour la première fois d'une certaine gêne de la respi-

[1] *Clin. méd. de la Charité*, 1840.

ration, qui était accrue par les efforts musculaires, par la marche, l'ascension des escaliers. Jusqu'à cette époque il avait joui d'une bonne santé, ou bien, s'il s'est alité, ce n'était pas pour des douleurs dans les articulations ; il n'a pas eu de rhumatisme. Cette anhélation s'est accompagnée de palpitations, de battements de cœur, de vertiges, qui sont allés en s'accentuant. En même temps, ou quelquefois un peu avant, est apparu un œdème des deux membres inférieurs, œdème d'abord peu considérable, localisé au voisinage des malléoles, disparaissant par le repos, mais qui peu à peu a remonté au-dessus des mollets.

Quelquefois l'affection a débuté par un accès subit d'étouffement avec palpitations ; cet accès se renouvelait chaque fois que le malade marchait un peu vite ou qu'il se livrait au moindre effort. Parfois le début a eu lieu dans la nuit ; le malade a été réveillé brusquement au milieu de son sommeil, en proie à une extrême oppression ; il lui semblait qu'il étouffait.

Examen du malade. — Ce qui frappe surtout dans l'aspect général, c'est la pâleur de son visage, ce teint blême et jaunâtre que l'on trouve chez les cancéreux et les albuminuriques. Rarement le facies était violacé, cyanosé comme chez les malades atteints d'une affection mitrale (obs. IX). En même temps, on remarque une gêne respiratoire, une dyspnée plus ou moins modérée.

A l'examen du cœur, les signes physiques constatés sont variables suivant que l'athérome a produit un rétrécissement ou de l'insuffisance des orifices. Mais, d'une façon générale, la percussion permet de reconnaître que le cœur est gros, toujours augmenté de volume, quelquefois dilaté. La pointe bat dans le 5e ou le 6e espace intercostal, sur la ligne mamelonnaire.

Parfois il existe sur le bord droit du sternum, dans les deux premiers espaces intercostaux, de la matité indiquant une ectasie athéromateuse de l'aorte concomitante.

La palpation de la pointe donne à la main une sensation de choc énergique, quelquefois la sensation de choc en dôme, quand il y a de l'insuffisance de l'orifice aortique. Elle permet encore de sentir à la pointe un frémissement cataire présystolique, dû à un rétrécissement de l'orifice mitral, et à la base un frémissement diastolique produit par la sténose de l'orifice aortique. Mais, dans deux cas, à la palpation au niveau de l'orifice mitral, il n'avait pas été noté de frémissement, bien qu'il existât un rétrécissement de l'orifice constaté à l'autopsie.

A l'auscultation de la région précordiale, dans trois cas (obs. XV, VIII, XVI), on entendait un souffle systolique perceptible dans toute la région précordiale, souffle d'intensité plus ou moins grande, ne s'exagérant pas par la pression du stéthoscope, présentant un maximum au niveau de la pointe et du 2e espace intercostal droit. Ce souffle ayant un timbre sonore, musical à la pointe, se propageait dans l'aisselle, quelquefois dans le dos. On l'entendait au foyer aortique, où il avait quelquefois un timbre plus doux qu'à la pointe ; il se propageait dans les vaisseaux du cou. Ce souffle, analogue à celui que Peter désigne sous le nom de souffle mitrosigmoïdien et M. Huchard sous le nom de mitro-aortique, est la manifestation, le plus souvent, d'une lésion de la région mitro-aortique produisant à la fois du rétrécissement sous-aortique et de l'insuffisance mitrale.

A la pointe du cœur, on entend soit les signes d'un rétrécissement mitral, soit ceux d'une insuffisance mitrale, soit enfin ceux des deux lésions réunies. Dans le rétrécissement mitral produit par l'athérome, comme le fait remarquer M. Huchard, les signes d'auscultation sont rarement au complet, contrairement à ce qui se passe dans les lésions complexes d'origine rhumatismale (Cohen-Solal). Quelquefois même, la sténose, soit par suite de son faible degré, soit peut-être à cause de la combinaison des lésions, ne se manifeste par aucun signe, ou par des signes si peu accusés qu'ils passent inaperçus. Dans un cas, le rétrécissement mitral n'a pas été diagnostiqué pendant la vie. Le roulement présystolique manque le plus souvent : sur six cas de rétrécissement mitral, on ne l'a pas constaté une seule fois. Le signe le plus constant est le souffle présystolique. Quant au dédoublement du deuxième bruit, il n'a été noté que dans un cas (obs. X).

L'insuffisance de l'orifice mitral, toujours constatée pendant la vie, sauf dans deux cas (obs. III, IV) où elle était très légère, se manifeste par un souffle systolique avec maximum au niveau de la pointe, se propageant dans l'aisselle, quelquefois dans le dos, souvent dans la région précordiale, où il se confond avec celui de l'orifice aortique rétréci.

L'auscultation du foyer aortique permet de constater un souffle systolique de rétrécissement ou diastolique d'insuffisance. Le souffle systolique plus ou moins intense, se propageant le plus souvent dans les vaisseaux du cou, a toujours été constaté dans le cas de rétrécissement aortique. Dans quelques cas, il était dû à des végétations athéromateuses ou à des valvules indurées et immobilisées en position moyenne (obs. XIV, XV).

L'insuffisance aortique a passé plus souvent inaperçue, ne se manifestant ni par les signes cardiaques ni par les signes périphériques : huit fois elle n'a pas été diagnostiquée sur le vivant (obs. VII, VI, III, IV, X). Elle est reconnaissable par un souffle diastolique se propageant le long du bord droit du sternum, parfois dans la région précordiale. Mais le pouls capillaire, le double souffle crural de Duroziez manquent souvent. Dans sept cas où l'insuffisance a été diagnostiquée, une fois il a été noté que le pouls capillaire existait (obs. XV). Quant au double souffle crural, il n'a été trouvé que trois fois (obs. V, XX, XXI).

Cette absence des signes périphériques peut s'expliquer soit par la coïncidence des lésions (Rendu, Tripier[1]), soit parce que l'athérome transforme les artères, qui sont des tubes élastiques, en des tubes rigides incapables de se laisser dilater.

L'insuffisance de l'orifice tricuspide, avec ses grands œdèmes des membres inférieurs, son augmentation de volume du foie, n'a pas été souvent notée. Et encore, dans ces cas, il existait au poumon des lésions d'em-

[1] *Path. génér. de Bouchard*, t. IV.

physème ou de tuberculose fibreuse, capables d'expliquer cette insuffisance.

L'examen du pouls radial donne une artère dure, à tension élevée, souvent athéromateuse.

Le pouls est régulier le plus souvent et, dans les quelques cas où il a été noté de l'irrégularité du pouls, des intermittences, il existait de la myocardite chronique. Sans caractère particulier ou petit, rarement bondissant, il ne présente pas les caractères spéciaux au pouls des lésions orificielles du cœur gauche.

Le plus souvent, il y a de l'œdème des membres inférieurs, un œdème peu prononcé, et qui parfois doit tenir en partie à l'albuminurie produite par la sclérose rénale.

A l'examen du poumon, les symptômes physiques sont peu en rapport avec les lésions souvent si marquées de l'appareil circulatoire. A part une dyspnée, une oppression parfois assez forte, qui le plus souvent est d'ordre toxique, on ne trouve pas aux bases les signes de congestion si fréquents chez les malades atteints d'une affection mitrale, sauf pourtant dans quelques cas (obs. VI, II) où ils existaient. Le plus souvent, à côté des signes d'une lésion intercurrente (pneumonie, pleurésie, etc.), on trouve quelques râles de bronchite disséminés dans les poumons.

Notons enfin quelquefois de l'albumine dans l'urine en quantité faible ; dans les rares cas où elle était plus abondante, on a trouvé à l'autopsie des lésions de néphrite interstitielle, qui contribuent en grande partie à expliquer cette albuminurie.

En résumé, les lésions orificielles du cœur gauche

dues à l'athérome, sont caractérisées cliniquement par une période de latence plus ou moins longue, pendant laquelle elles ne se manifestent par aucun symptôme fonctionnel. Puis elles donnent lieu à de la dyspnée, à de l'œdème et aux signes physiques des lésions orificielles, rarement au complet, sans grandes lésions du côté de l'appareil pulmonaire, comme le montrent les observations suivantes :

OBSERVATION VII

(Stokes, *Traité des maladies du cœur.)*

Le malade est un homme de trente-cinq ans, rentré à l'hôpital en décembre 1851. Sa santé avait toujours été bonne, lorsque, quatre mois auparavant, il avait eu pour la première fois un accès de dyspnée très fort, qui se montra subitement ; trois semaines avant son entrée il commença à tousser et à éprouver une forte douleur dans les deux épaules ; l'expectoration devint sanguinolente, les signes de l'œdème et de l'ascite se montrèrent.

A l'entrée, les veines du cou sont tuméfiées, les lèvres livides, la face bouffie, l'action du cœur est irrégulière, les pulsations visibles dans les artères du cou. Le pouls n'a pas le développement que l'on observe dans l'insuffisance des valvules aortiques.

A l'auscultation, on entend à la base un double souffle ; à la pointe, un souffle fort, évidemment systolique, que l'on retrouve en arrière, dans la région interscapulaire.

On constate, également, une augmentation du volume du foie.

Quelque temps après surviennent des palpitations, les pulsations violentes du cou et de l'artère radiale deviennent presque nulles ; une pneumonie droite est venue emporter le malade.

Autopsie. — Le poumon droit est infiltré de pus ; le poumon gauche est sain.

Les deux ventricules sont hypertrophiés et dilatés ; l'oreillette droite est considérablement agrandie.

Les valvules auriculo-ventriculaires gauches sont le siège d'une ossification à son début ; elles sont épaissies, plissées, et ne ferment plus.

Les valvules aortiques, dont les bords sont couverts de végétations et qui présentent l'aspect crébriforme, permettent facilement le reflux du sang.

OBSERVATION VIII

(Hallopeau, *Société de biologie*, 1869.)

Rétrécissement ventriculo-aortique. Rétrécissement mitral. Vascularisation des sigmoïdes aortiques. Accidents d'anémie cérébrale.

La nommée B..., entrée le 20 avril 1869, à l'âge de soixante-neuf ans, dans le service de M. Vulpian, salle Saint-Mathieu, 7.

Elle n'a jamais eu de rhumatisme. Depuis quelques années, elle éprouve fréquemment des palpitations, elle tousse, elle a de la dyspnée, elle se plaint aussi de vertiges. Tout à coup elle se sent étourdie, il lui semble que la tête tourne, qu'elle va tomber, elle perd plus ou moins complètement connaissance pendant quelques instants. Jamais elle n'a eu d'hydropisie. C'est un accès de dyspnée qui l'amène à l'infirmerie : la face est pâle, le pouls petit et irrégulier, la respiration accélérée. On entend dans le thorax de nombreux râles de bronchite. Le tracé sphygmographique est remarquable par le peu de hauteur des pulsations, leur irrégularité et l'obliquité marquée de la ligne ascendante. L'impulsion cardiaque est énergique, le choc est plus fort au niveau de la pointe et sur le bord droit du sternum.

Auscultation. On entend à la pointe un bruit de souffle présystolique bien net ; le deuxième bruit n'est pas très bien frappé, mais il n'est pas réellement soufflant. A la base et sur le milieu du cœur, il existe au premier temps un bruit de souffle prolongé; ce bruit se prolonge sur le sternum jusqu'au cou, mais en s'affaiblissant progressivement.

M. Vulpian diagnostique un rétrécissement aortique et un rétrécissement mitral.

Les jours suivants les phénomènes thoraciques s'amendent, un symptôme nouveau se produit, c'est une tendance irrésistible au sommeil ; la malade est presque constamment assoupie ; en l'excitant on la tire momentanément de cet état, elle répond alors avec intelligence aux questions qu'on lui pose, mais au bout d'un instant ses yeux se ferment malgré elle, elle retombe dans la somnolence.

Chaque jour cette tendance au sommeil s'accusait davantage quand, le 9 mai, la malade s'affaisse tout à coup, palit, perd connaissance et meurt au bout de quelques instants, probablement de syncope.

Résumé de l'autopsie. — Le diagnostic est pleinement confirmé : l'infundibulum aortique et l'orifice mitral sont notablement rétrécis.

Rétrécissement ventriculo-aortique. Pour en constater l'existence, il importe d'explorer, avant d'ouvrir complètement le cœur, l'orifice aortique et la cavité ventriculaire ; introduisant donc par la pointe du ventricule l'index et le médius accolés, nous essayons de pénétrer dans l'aorte ; mais avant d'atteindre l'orifice, nous nous sentons arrêté et nous pouvons nous convaincre que l'obstacle siège à 1 centimètre environ au-dessous des sigmoïdes et que plus haut, au niveau de l'orifice, la cavité s'élargit brusquement.

Le ventricule ouvert, la cloison nous paraît notablement hypertrophiée, elle se renfle à sa partie supérieure, de manière à former une sorte de bourrelet volumineux faisant saillie dans l'infundibulum aortique. D'autre part, la valve antérieure de la mitrale, qui limite en arrière et à gauche l'infundidulum, est le siège d'une altération scléreuse des plus avancées ; elle est épaissie, rigide, très peu mobile, notablement rétractée : c'est là, entre la saillie de la cloison et la valve mitrale, que se trouve la partie la plus resserrée du canal ventriculo-aortique ; il y a là un véritable détroit que doit franchir le sang, quand la contraction ventriculaire le chasse dans l'aorte.

Vascularisation des sigmoïdes. — On voit courir à la base des valvules aortiques droite et postérieure un vaisseau relativement volumineux. De son bord supérieur émanent un grand nombre de ramifications facilement visibles à l'œil nu, bien que très fines.

Rétrécissement de l'orifice mitral. Il est assez serré pour que l'index ne puisse le franchir, assez large pour admettre facilement le petit doigt. La valvule est très malade : examinée par sa face auriculaire, elle offre un aspect singulier, rappelant celui du museau de tanche. L'orifice a la forme d'une fente semi-circulaire ; la valve postérieure n'est représentée que par une bande mince, suivant le contour de l'anneau fibreux ; la valve antérieure constitue un véritable diaphragme interposé entre les cavités gauches du cœur ; elle est vascularisée de fines végétations rougeâtres surmontant son bord libre.

Vu par le ventricule, l'orifice a la forme d'une boutonnière ; les cordages sont très épaissis, rétractés, en partie soudés entre eux ; ils portent aussi des végétations rougeâtres très délicates. La valve antérieure est peu mobile ; il suffit, néanmoins, d'exercer sur sa face aortique une légère pression pour que l'orifice se trouve, par cela seul, parfaitement clos ; il ne pouvait donc y avoir d'insuffisance.

OBSERVATION IX

(R. Tripier, *Revue mens. méd. et chir.*, 1877.)

Athérome artériel. Insuffisance aortique et mitrale. Albuminurie. Pleurésie gauche.

M..., soixante-cinq ans, journalier, entre le 25 février 1874, à l'Hôtel-Dieu, salle Saint-Charles, n° 90. Pas de rhumatisme. Depuis deux mois, toux, dyspnée. La matité précordiale ainsi que la pointe du cœur sont difficiles à limiter, par suite d'un épanchement pleurétique du côté gauche. Bruit de souffle diastolique, doux, mais intense sur toute la région précordiale, avec maximum d'intensité à la base, se propageant dans les vaisseaux du cou. Pas de bruit de souffle systolique à la base, mais seulement à la partie inférieure du sternum. On n'entend aucun bruit en dehors de la ligne mamelonnaire, par suite du refoulement du cœur à droite. Synchronisme des battements du cœur et de la carotide. L'anasarque empêche l'exploration de la fémorale. Pouls veineux. Affaiblissement progressif. Mort le 24 mai.

Autopsie. — Cœur hypertrophié. Lésions athéromateuses de l'aorte et des valvules sigmoïdes. Dilatation et épaississement des parois du vaisseau. La surface interne présente des plaques jaunes en saillie et quelques plaques calcaires. Les valvules sigmoïdes ont conservé leurs formes, mais elles sont plus épaisses, notamment vers leurs bords libres, qui en s'accolant ne peuvent pas fermer hermétiquement l'orifice et laissent passer l'eau de l'aorte dans le ventricule. La valve gauche de la mitrale est épaissie et le siège d'une plaque calcaire ; son bord épaissi ne permet pas une coaptation complète avec l'autre valve, d'où un certain degré d'insuffisance. Le ventricule gauche est dilaté, surtout au niveau des parties moyenne et inférieure. L'hypertrophie porte surtout sur le cœur gauche et fort peu sur le cœur droit. Les valvules sont saines à droite L'orifice auriculo-ventriculaire droit est peut-être un peu dilaté.

OBSERVATION X

(Résumée, thèse de Weber, Paris, 1886.)

Insuffisance aortique et rétrécissement mitral. Bronchopneumonie et infarctus pulmonaire. Myocardite à l'autopsie.

M..., Jacques, trente et un ans, ajusteur, entre le 27 avril 1886 à l'hôpital Bichat, salle Andral, n° 15.

Mère rhumatisante. Père sujet à des étouffements nocturnes, avec pâleur et angoisse précordiale.

Diphtérie à l'âge de sept ans. Blennorragie à vingt et un ans. Ni syphilis, ni signes de tuberculose. En 1878, il y a huit ans, après quelques jours de malaise et de fièvre, il a été pris d'une oppression avec angoisse, revenant par accès et accompagnée de quintes de toux.

Les accidents s'amendèrent au bout de quinze jours, à la suite d'une hémoptysie abondante et de l'application de sangsues à la région précordiale.

En 1880 ou 1881, hémiplégie droite subite avec hémianesthésie. Œdème unilatéral droit. Ces accidents disparurent au bout de huit jours, sans laisser de traces. Depuis deux ans, fatigue musculaire excessive et véritables douleurs dans tous les membres. Depuis un an, dyspnée d'effort, accès d'étouffements fréquents et souvent nocturnes. Il tousse continuellement, les crachats sont muco-purulents. Depuis le mois de janvier, les digestions sont pénibles, l'œdème commence à envahir les membres inférieurs. Les crachats sont souvent striés de sang. Jamais il ne semble avoir eu ni palpitations, ni douleurs précordiales.

Etat actuel, 28 avril. — Dyspnée telle, qu'il est impossible de faire un examen complet. Tout au plus est-il possible de reconnaître l'existence d'une lésion orificielle complexe et de deux foyers de râles sous-crépitants, l'un sous la clavicule gauche, l'autre à la base droite (souffle). Œdème considérable : facies congestionné.

Traitement : régime lacté.

29 avril. — Nuit relativement calme, sauf un peu de délire. Le pouls est régulier, petit et dur.

M. Huchard reconnaît par l'auscultation l'existence d'une lésion aortique et d'une lésion de la mitrale : insuffisance et rétrécissement des deux orifices. Foie volumineux, ascite légère. Pas d'albumine dans les urines, qui sont rares, foncées, sédimenteuses. Œdème des membres inférieurs.

On prescrit 40 centigrammes de macération de digitale. A la visite du soir, l'examen physique du soir donne les lignes suivantes : Pointe très déviée en dehors, dans le sixième espace, à 5 centimètres en dehors et au-dessous du mamelon. Léger frémissement à la palpation. A la pointe, souffle diastolique intense; en rapprochant l'oreille du bord sternal à la hauteur du bord inférieur du cœur, on perçoit un dédoublement très net du deuxième bruit. A la base, il existe un souffle doux, prolongé au deuxième temps, et devenant de plus en plus accusé à mesure qu'on se rapproche de l'appendice xiphoïde. Claquement sigmoïdien plus intense que normalement. Pas de souffle appréciable au premier temps, tandis qu'à la visite du matin, le premier temps était soufflant. Stase veineuse dons la région cervicale. Pas de souffle dans les vaisseaux du cou. Pouls régulier : 90 par minute. Subdélirium. Expectoration sanguinolente.

En résumé, il existe une hypertrophie cardiaque intense et une lésion valvulaire complexe : insuffisance aortique et rétrécissement mitral.

30 avril. — Ce matin, le malade est excessivement pâle. Tendance au sommeil. Crachats sanglants. Bien que l'oppression soit un peu moindre, l'état général s'aggrave de plus en plus.

Les signes fournis par l'auscultation du cœur sont les mêmes. Pas d'arythmie. Mort dans la nuit, avec du délire et de l'oppression.

Autopsie faite trente-six heures après la mort.

Hydrothorax. Hépatisation rouge et grise au poumon droit. Hépatisation de la base du poumon gauche.

Rien au péricarde. Cœur volumineux. Plaque laiteuse à la surface du ventricule gauche, celui-ci est très hypertrophié. Dilatation du cœur droit.

A l'ouverture du cœur, on constate une dilatation considérable de l'orifice tricuspidien et de la cavité ventriculaire droite. L'orifice mitral est nettement rétréci et n'admet que l'extrémité des trois doigts. Le ventricule gauche est dilaté.

L'orifice aortique est manifestement insuffisant (expérience de l'eau).

A la section ventriculo-aortique, on constate les lésions suivantes : plaques d'aortite récente en grand nombre, pas de dilatation aortique. L'aortite atteint son maximum au niveau des valvules sigmoïdes.

La section ventriculaire permet de voir à la surface de la coupe de petits tractus grisâtres situés à la partie supérieure de la paroi ventriculaire. Les bords de la mitrale sont épaissis, jaunâtres. On retrouve deux ou trois petites plaques grises-jaunâtres sur les parois de l'artère pulmonaire.

OBSERVATION XI

(Vinay, *Lyon médical*, 1886.)

Athérome des artères. Rétrécissement valvulaire extrême de l'orifice aortique. Rétrécissement annulaire moyen de l'orifice mitral. Hypertrophie et dilatation du ventricule gauche. Asystolie tardive.

Etienne B..., soixante-douze ans, tisseur, entre dans la salle Saint-Irénée, n° 1, le 20 janvier 1886.

Il affirme avoir toujours joui d'une excellente santé et avoir pu se livrer à son travail habituel pendant toute sa vie. Jamais de rhumatisme, pas d'alcool ni de syphilis.

Il y a deux mois seulement, il s'aperçoit pour la première fois d'une certaine gêne de la respiration, qui était accrue par les efforts musculaires, la marche, l'ascension des escaliers. Bientôt, apparition d'un œdème des deux membres inférieurs, œdème peu considérable, localisé au voisinage des malléoles et disparaissant par le repos. La toux n'apparut que tardivement, si bien que les seuls symptômes marquants furent la dyspnée et l'œdème des membres inférieurs. Puis le travail devint impossible, B... se décida à entrer à l'hôpital de la Croix-Rousse.

Ce qui frappe dans son aspect, c'est la teinte extrêmement pâle des téguments : on dirait un cancéreux ou un albuminurique. La dyspnée est assez marquée, le décubitus horizontal impossible. L'expectoration est très peu abondante, l'œdème des membres inférieurs a envahi les pieds et les jambes La tension des parties infiltrées n'est pas très grande et ne détermine aucune douleur de ce côté.

A l'examen des organes thoraciques, on constate une augmentation de la matité précordiale dans les deux sens. La pointe est abaissée, bat dans le sixième espace, mais déborde peu la ligne mamelonnaire.

A la palpation, frémissement cataire systolique, qui correspond lorsqu'on ausculte à un souffle intense sonore, presque musical, et qui s'entend dans presque toute la région thoracique, du cœur à l'ombilic en avant, et de la nuque à la colonne vertébrale en arrière. Il coïncide avec la systole cardiaque et se prolonge dans le petit silence ; en raison de son intensité, son maximum paraît difficile à localiser.

Il n'y a pas de dédoublement du deuxième bruit.

Le pouls est régulier, petit, misérable; la radiale est très athéromateuse.

Poumons : signes d'emphysème pulmonaire. Quelques râles sibilants.

Pas d'albumine dans les urines.

27 janvier. — La dyspnée a augmenté notablement malgré l'emploi de la digitale, de l'opium, du lait, et de l'application de ventouses scarifiées

Le malade est très anxieux; il n'a pas de sommeil, éprouve une véritable soif d'air, avec des accès d'oppression revenant plus particulièrement la nuit. Pas de délire. Tendance à la lipothymie dès que le malade fait un mouvement un peu étendu. Signes de bronchite, avec hypostase des poumons dans les parties déclives. Le malade mourut le 1er février 1886, après une agonie rapide.

Autopsie partielle. — Poumons : emphysème des sommets et des bords. Congestion hypostatique des parties postérieures sans noyau d'hépatisation péri bronchique. Quelques adhérences pleurales anciennes.

Cœur : péricarde sain. Hypertrophie de l'organe, qui paraît due exclusivement à l'augmentation de volume du ventricule gauche. Ce dernier présente à la fois un épaississement des parois, qui vers la partie moyenne est de 14 à 15 millimètres, et aussi une dilatation de la cavité. Le ventricule droit semble un simple appendice accolé au ventricule gauche.

Les oreillettes sont à peine modifiées, sauf l'oreillette gauche dont les parois sont un peu épaissies.

Le cœur semble s'être arrêté en systole. Les orifices du cœur droit sont entièrement sains.

Ceux du côté gauche, au contraire, présentent des altérations notables. L'orifice aortique a presque disparu, remplacé par une fente transversale allant d'une paroi de l'aorte à l'autre, mais n'ayant pas plus de 2 à 3 millimètres de longueur. Cette occlusion si marquée résulte des altérations profondes qui ont atteint les valvules sigmoïdes. Les deux valves antérieures sont soudées intimement par leurs bords contigus, et, de même que la valve postérieure, elles sont rendues inextensibles par la dégénérescence athéromateuse. La fente qui les sépare forme comme une simple boutonnière dirigée du côté de l'aorte. L'orifice de sortie est à peu près inextensible, en raison de la rigidité cartilagineuse des valvules, dont la surface aortique est parsemée d'inégalités et de bosselures, de petits mamelons indurés.

Du côté de l'orifice auriculo-ventriculaire gauche, il y a également une lésion constituée par une sténose de l'orifice. La valvule mitrale paraît cependant saine et elle a conservé sa souplesse ordinaire, sa trame est à peine épaissie, et les cordages tendineux qui s'y insèrent ne sont ni raccourcis, ni altérés d'aucune manière.

Lorsqu'on sectionne l'orifice par la partie postérieure, on voit que le rétrécissement est dû exclusivement à une altération de l'anneau d'insertion. Ce rétrécissement est évident, puisque le pouce seul peut franchir l'orifice et que, d'autre part, la mensuration de la circonférence de ce dernier ne donne que 70 millimètres, au lieu de 102 qui est le chiffre de la circonférence de l'orifice mitral chez l'homme.

Or, à la section de l'anneau, on voit qu'il a subi également la dégénérescence athéromateuse avec transformation calcaire : il est épaissi, et présente à la coupe une section crayeuse, blanchâtre.

L'aorte n'est pas dilatée, mais présente de nombreuses plaques d'athérome sur toute son étendue.

Les reins sont petits, mamelonnés; leur surface externe est légèrement adhérente à la capsule ; ils sont atteints de néphrite sénile.

OBSERVATION XII

(Le Noir, *Progrès médical*, 1886.)

Rétrécissement sous-aortique du ventricule gauche et rétrécissement mitral.

Cette malade, entrée le 9 mars au soir, est morte le 12 au matin. Transférée de l'hôpital Saint-Antoine, elle était lors de son entrée dans un état d'asystolie très avancé, ne pouvant donner aucun renseignement. Elle présentait un œdème très considérable des membres inférieurs et de la moitié inférieure du tronc, œdème limité en arrière par un bourrelet très épais à la partie moyenne du dos; en outre, œdème du dos des mains, un peu de bouffissure du visage. L'abdomen présentait un volume considérable, dû à l'œdème des parois d'une part et à une ascite assez notable d'autre part. La dyspnée était intense et l'expectoration abondante et purulente.

A l'examen du cœur, on constate l'abaissement et le déplacement de la pointe en dehors. On entend deux souffles différents par leur siège et leur timbre : l'un s'entend à la base, au foyer aortique, il est systolique, râpeux, très intense; l'autre, plus sourd, s'entend à la pointe et commence un peu avant la systole. Les battements du cœur sont accélérés et claquants. Les battements de la sous-clavière sont perceptibles au-dessus de la clavicule; les jugulaires sont saillantes, turgides, animées de battements, mais leurs valvules sont suffisantes.

L'auscultation du thorax fait entendre des râles muqueux très abondants dans les deux poumons.

La malade a de l'incontinence d'urine, toutefois on peut constater sur une petite quantité d'urine la présence d'une quantité énorme d'albumine.

Le lendemain, la malade était dans le même état, mais le soir la dyspnée s'accentuait encore, la cyanose s'exagérait, et la mort survenait le lendemain matin.

Autopsie. — A l'ouverture du thorax, on constate une hypertrophie considérable du cœur, dont le poids est de 620 grammes. La cavité du ventricule gauche est très dilatée, les parois ont une épaisseur de 2 cm.50. La valvule mitrale présente des plaques calcaires ; la zone fibreuse est transformée en un anneau de substance calcifiée, dont le calibre est environ égal à celui d'une plume d'oie.

Après avoir sectionné les tendons pour voir la face opposée des valvules, on constate la présence de dépôts calcaires semblables dans le sinus limité par les valvules et la paroi ventriculaire. Mais des altérations bien plus marquées siègent à l'orifice aortique. Vues par l'aorte, les valvules sigmoïdes sont rigides, elles sont en partie calcifiées, et présentent des nodules calcaires dont quelques-uns sont très épais. Ces nodules siègent à la face aortique des valvules, ils font saillie à l'intérieur des culs-de-sac sigmoïdiens et se présentent sous l'aspect de végétations mamelonnées et à saillies irrégulières. A l'épreuve de l'eau elles sont reconnues insuffisantes. A 1 cm. 50 au-dessous de l'orifice aortique, on retrouve un repli circulaire, sorte de diaphragme perforé à son centre, d'un orifice dont la forme, lorsque le repli est intact, est celui d'un triangle à côté curviligne. Cet orifice ne peut admettre le petit doigt.

Du côté de la paroi, ce repli est plus épais et forme un bourrelet calcaire ; la face inférieure du repli se continue avec la cavité ventriculaire, la face supérieure limite l'espace compris entre ce repli et les valvules sigmoïdes. Dans cet espace, vers la cloison interventriculaire, se trouve une plaque calcaire se continuant avec les valvules sigmoïdes.

L'aorte présente des plaques calcaires. Dans les autres organes, pas de lésions spéciales.

OBSERVATION XIII

(Cohen-Solal, thèse de Lyon, 1898.)

Athérome aortique, souffle de Duroziez, albuminurie embolie ultime.

Diagnostic anatomique : *Insuffisance aortique et rétrécissement mitral.*

M..., Alfred, soixante-trois ans, serrurier, salle Sainte-Elisabeth, n° 35.

Premier séjour, 14 juillet au 20 septembre 1893. Rien de particulier dans les antécédents familiers et personnels. Début de la maladie il y a un an et demi. Faiblesse due à l'artériosclérose. 2.000.000 gl. val. glob. 3/4.

Au cœur, souffle systolique intense dans toute la région précordiale, s'entendant même en arrière.

A la base, souffle diastolique, qui n'a pas l'intensité du souffle systolique de la pointe.

Double souffle crural, très bref. Pouls régulier, tension moyenne. Malade pâle, bouffi, à urines albumineuses.

5 juin. — L'albuminurie a disparu. Même état cardiaque.

Deuxième séjour, 15 avril 1897. A la suite d'un choc reçu sur le sternum, il ressent des palpitations et de la douleur précordiale. Impulsion du cœur, faible plutôt diffuse.

Souffle systolique strident à la pointe, un peu plus grave à la base, avec zone intermédiaire de moindre intensité.

Souffle diastolique sternal, très court. Souffle de Duroziez, pouls très brusque : 88.

Albuminurie peu intense.

Poumons emphysémateux. Foie un peu gros, dur, dépassant de 2 centimètres le rebord des fausses côtes.

19 mai. — Le souffle diastolique a disparu. Le souffle systolique est moins strident.

Troisième séjour, 26 juillet 1898. Le malade rentre pour une embolie cérébrale droite, ayant donné une monoplégie gauche incomplète.

A la fémorale, double souffle dont le premier est assez strident, le deuxième difficile à percevoir.

Artères dures. Le pouls grandit par l'élévation.

Au cœur : 1° souffle diastolique de la base, s'entendant dans toute la région précordiale et se propageant un peu dans les vaisseaux du cou.

2° Souffle systolique de la pointe se propageant vers l'aisselle.

Diarrhée. Urine albumineuse. Beaucoup d'indican.

Autopsie, 30 juillet. Énorme incrustation du fond des nids de pigeon de l'aorte. Les valvules sigmoïdes elles-mêmes sont souples : l'insuffisance à l'épreuve de l'eau est minime.

Il n'y a pas de véritable incrustation de la valve antérieure de la mitrale, mais une incrustation colossale de l'anneau mitral en arrière. Il en résulte un rétrécissement mitral relatif. On ne peut passer les deux doigts à travers l'orifice. Il est difficile d'apprécier s'il existait de l'insuffisance mitrale.

D'une manière générale, le cœur est gros et dilaté, poids 500 grammes.

Reins petits, sans sclérose apparente. Foie sain, 950 grammes.

Poumons 570 grammes et 870 grammes. Artère cérébrale athéromateuse.

Petit ramollissement du volume d'une lentille, de date ancienne. On ne trouve pas de lésions capables d'expliquer la monoplégie, mais le cerveau est bien ramolli (cadavérique), on ne peut bien juger.

OBSERVATION XIV

(Thèse de Lischnewsky, Lyon, 1901.)

Diagnostic : *Insuffisance et rétrécissement mitraux. Insuffisance et rétrécissement aortiques.*

Annette C..., quarante ans, ménagère, lit n° 13, 2e Femmes, entrée le 15 janvier 1901, morte le 16 avril 1901.

Rien à noter dans les antécédents héréditaires.

Antécédents personnels. — N'a jamais été malade. Réglée à seize ans, a eu trois enfants, un seul vivant, les autres morts en bas âge.

Jamais de rhumatisme ni d'éthylisme, et n'en présente pas les stigmates.

Il y a six mois, sans cause, apparaît de l'œdème des membres inférieurs. œdème bilatéral remontant au-dessus des mollets. La malade souffrait et ne pouvait marcher sans douleurs.

Environ trois semaines après la disparition de cet œdème, elle se réveille brusquement une nuit, en proie à une extrême oppression : il lui sembla qu'elle étouffait. Cette oppression dura toute la nuit et se renouvela souvent depuis.

De cette époque date un essoufflement constant dans la marche et l'effort, mais se manifestant surtout la nuit.

A ces troubles s'est ajoutée une perte complète de l'appétit. La malade tousse depuis quelques jours, sans expectoration.

Examen physique. — Malade bien constituée, dit n'avoir jamais rien remarqué d'anormal chez elle jusqu'à ce jour, et, étant jeune, avoir pu courir avec ses compagnes sans fatigue ni essoufflement.

Au cœur, à la palpation, la pointe bat dans le sixième espace, presque dans l'aisselle ; frémissement présystolique ; à la percussion, matité paravertébrale droite, au niveau du sixième espace intercostal.

A l'auscultation, souffle présystolique et systolique. Le premier est soufflant et rude, le second doux et aspiratif. Ils se propagent dans l'aisselle et dans le dos.

A l'aorte, dans le deuxième espace intercostal droit, le deuxième bruit est soufflant et rude : ce souffle se propage dans les vaisseaux du cou.

Pouls petit, sans caractère spécial, il bat à 112.

Aux poumons, respiration 44 à la minute, au repos quelques râles muqueux aux deux bases. Au sommet droit, submatité dans la fosse sus-épineuse, légère exagération des vibrations Après la toux, râles sous-crépitants à la fin des grandes inspirations. Au même niveau, retentissement de la toux et de la voix. Rien au sommet gauche. Foie non augmenté de volume. Langue bonne. Pas de troubles gastriques, sauf l'inappétence. Selles normales. Léger œdème des membres inférieurs.

Urines : léger disque d'albumine. T. = 38 degrés.

18 janvier. — Double souffle crural de Durozier.

Expiration prolongée du côté droit : à ce niveau, quelques râles à la fin des grandes inspirations. Retentissement de la toux et de la voix au sommet droit en arrière.

7 février. — L'aorte dépasse le sternum à droite d'un travers de doigt.

Il existe encore, mais peu marquée, un peu de submatité à droite, le long de la colonne, vers les sixième et septième vertèbres dorsales.

Plus de congestion du sommet droit.

Réflexe jugulaire, souffle systolique à la tricuspide.

11 février. — La malade accuse toujours des phénomènes angoissants extrêmement intenses, nocturnes seulement. Œdème des membres inférieurs:

1/2 centigramme de chlorh. de morphine avait amené une cessation des phénomènes angoissants.

6 mars. — Depuis le début du mois, les phénomènes dyspnéiques angoissants nocturnes ont réappuru Ce matin, le pouls est incomptable, petit, file sous les doigts. Au cœur : 180 ; il est affolé, les bruits anormaux cardiaques ont disparu.

Un peu d'œdème, surtout marqué à la jambe droite.

8 mars. — Sous l'influence de la digitale, le cœur est très ralenti : 120 P.

Elle n'a pas eu de nouveaux accès de dyspnée.

Les signes cardiaques commencent à reparaître.

11 mars. — Toujours un peu d'angoisse respiratoire la nuit, le cœur est bien plus calme. Râles au sommet droit.

13 mars. — Elle a eu la nuit dernière une dyspnée extrêmement vive.

Le matin, au cœur : P. = 140, le foie est gros, les œdèmes des jambes reparaissent.

16 mars. — Cœur arythmique. Double souffle à la pointe. A l'aorte souffle diastolique éclatant.

L'aorte est dilatée, matité augmentée. Pouls irrégulier : 140.

16 avril. — La malade a eu quelques frissons il y a deux jours. Pas de points de côté. Mais depuis elle tousse et a une expectoration assez abondante. La peau est chaude. A la base, quelques râles; au sommet, souffle tubaire.

17 avril. — La malade est très dyspnéique; on entend à distance de gros râles trachéaux. Les extrémités sont froides. Mort.

Autopsie. — Le cœur est hypertrophié et pèse 520 grammes. L'hypertrophie porte à la fois sur les cavités droite et gauche. On trouve l'oreillette droite couchée dans l'angle costo-vertébral, à droite de la colonne dorsale.

A l'orifice aortique, il n'y a pas de rétrécissement, mais les sigmoïdes sont indurées et raccourcies. On trouve à la surface des trois valvules des végétations endocarditiques, surtout au niveau du bord libre. Les valvules sont insuffisantes à l'orifice mitral.

L'aorte est dilatée, athéromateuse.

Aux poumons, le droit hépatisé, de couleur rouge foncé, ne crépite plus et tombe au fond du vase; au gauche, le lobe inférieur est dense, de coloration lie de vin, il crépite mal et ne reste pas à la surface.

OBSERVATION XV

(Due à l'obligeance de M. le professeur agrégé Pic.)

Diagnostic : *Athérome. Insuffisance et rétrécissement aortique insuffisance mitrale. Anévrisme de la crosse de l'aorte probable.*

D... Jacques, quatre-vingt-sept ans, menuisier, entré salle Jacquard, lit n° 3.

Père et mère morts vers quatre-vingts ans.

Un fils mort à cinquante et un ans, d'une cirrhose atrophique probable.

A quinze ans, une attaque de fièvre intermittente, ayant duré quinze jours et n'ayant plus reparu dans la suite.

A quarante ans, blennorragie, chancre avec bubons, pas de roséole syphilitique.

Gale à vingt ans. Une tentative d'empoisonnement à trente ans.

Pas d'alcoolisme. Pas d'autres maladies antérieures.

Depuis l'âge de quarante ans, palpitations cardiaques survenant très fréquemment par accès et s'exagérant avec le travail et les efforts. Elles ne s'accompagnaient ni de sensation de griffe rétrosternale, ni de douleurs dans le bras gauche. Elles survenaient même pendant la nuit, à l'état de repos. Depuis quelques temps elles se sont accompagnées de lourdeurs de tête, avec quelques vertiges et troubles de la vue.

Actuellement : Etat général bon. Digestions un peu pénibles et lentes, s'accompagnant de flatulence, de renvois, de vents. Constipation ordinaire.

Du côté de l'appareil cardio-vasculaire, on remarque des artères dures. Pas de pouls de Corrigan. Double souffle crural. Les artères battent normalement comme force et comme rythme. Concordance parfaite des deux pouls radiaux et du pouls carotidien. Pas de pouls unguéal. Le signe de Müller n'existe pas.

A l'examen du cœur, pas de voussure. On observe deux centres de battements, l'un dans la région de la pointe, l'autre dans le deuxième intercostal droit, à deux travers de doigt du bord droit du sternum.

Vers ce dernier centre de battements, on sent à la palpation un thrill assez net. La pointe bat dans le troisième espace, un peu en dedans du mamelon; l'impulsion est forte, se fait sur une grande étendue et donne la sensation de choc en dôme.

A la percussion, la submatité commence à deux travers de doigt du bord droit du sternum, elle est difficile à délimiter du côté du bord gauche.

En dessus de la fourchette du sternum on sent très nettement des battements assez énergiques semblant provenir de l'aorte.

A l'auscultation, à la pointe, souffle piaulant ne se propageant pas dans l'aisselle, mais remontant en augmentant de force du côté du sternum. Ce souffle systolique se retrouve tout le long du sternum jusqu'à la fourchette. Il s'entend aussi dans toute la région précordiale, conservant ses mêmes caractères.

Au deuxième siège de battements, double souffle très net, dont l'un systolique dur, très fort, râpeux, l'autre diastolique. doux, moins fort et moins prolongé que le précédent.

Rien du côté de l'appareil pulmonaire.

Urines : traces d'albumine.

1er septembre 1898 — Le malade est très cachectique.

Au cœur, mêmes signes. A la pointe, on entend un piaulement systolique très net se propageant dans l'aisselle. Le double souffle crural de Duroziez est très net. Le souffle diastolique de la base s'entend très nettement dans le deuxième espace intercostal droit et se propage dans les vaisseaux du cou. Le souffle systolique se propage sous la clavicule droite. Le pouls capillaire unguéal est visible au médius de la main droite.

5 septembre 1898. — La pointe bat au niveau du cinquième espace intercostal, immédiatement au-dessous du mamelon. Sensation de dôme très nette, mais circonscrite.

A l'auscultation on entend, dans toute la région précordiale, un double souffle systolique et diastolique. Ce double souffle a deux maxima : l'un au niveau de la pointe, où il se compose d'un souffle systolique aigu, en jet de vapeur, se propageant vers l'aisselle, et d'un bruit diastolique aspiratif et plus prolongé, ce dernier augmentant d'intensité à mesure qu'on s'approche du sternum. Le second maximum du bruit de va-et-vient est au niveau du deuxième espace intercostal droit. Mais en ce point les deux souffles, au lieu d'avoir un timbre aigu ont un timbre grave, et en ce point l'inspection révèle la présence d'une voussure occupant la première pièce du sternum, les articulations chondro-sternales correspondantes, ainsi que les cartilages y attenant. A jour frisant on aperçoit des battements, et la palpation y décèle un frémissement bien net.

Signe d'Oliver léger. Radiales dures, roulant sous le doigt. Pas de retard du pouls radial droit sur le gauche.

La matité précordiale est augmentée de volume dans toute son étendue et particulièrement au niveau du manubrium. Les bruits de la matité sont variables avec les changements de position.

16 mars 1899. — Mêmes signes physiques, au niveau du cœur. Pas de changement du tracé plessimétrique.

Thrill aux deux temps systolique et diastolique au niveau du deuxième espace intercostal droit.

Pas de signe d'Oliver constatable. Il semble que le pouls droit avance légèrement sur le gauche.

Mort le 26 juillet 1899.

Autopsie, le 27 juillet. — Le cœur est en systole, de volume moyen, et paraît petit en comparaison du volume énorme de l'aorte. Il pèse 540 grammes. La circonférence de l'aorte ascendante, à son extrémité inférieure, est de 10 centimètres.

Elle a un aspect pavé. Les plaques chondroïdes coïncident avec l'embouchure des collatérales.

Les branches de l'aorte sont souples.

L'orifice aortique est rétréci ; l'index a de la peine à franchir le diaphragme formé par les valvules sigmoïdes, immobilisées en position moyenne.

Anneau osseux, calcaire, par productions au niveau des nids de pigeon. Les anneaux sont bosselés, muriformes, quelques-uns avec des végétations en choux-fleurs, crétacés. Les bords latéraux de chacune des valves sont adhérents entre eux.

La valve antérieure et droite de la mitrale est épaissie, rétractée, scléreuse. Au niveau de la face auriculaire de la mitrale, boursoufflures qui expliquent l'insuffisance. Un noyau calcaire existe au niveau de l'insertion de la petite valve. Le ventricule gauche est notablement moins hypertrophié que dans l'insuffisance ordinaire, et la pointe est creusée.

Le myocarde est de consistance et couleur normales. Quelques plaques laiteuses sur la face postérieure du cœur.

Au poumon, à gauche, adhérences pleurales serrées, emphysème au sommet et en avant, congestion à la base.

A droite, quelques adhérences lâches; au lobe supérieur, hépatisation en masse au stade rouge. Atélectasie du lobe inférieur, comprimé par un épanchement fibrineux de 4 à 500 grammes.

Poumon gauche, 420, droit, 350.

Foie, 720, petit, granuleux, légèrement cardiaque.

Rate petite : 80, rétractée, présente de la périsplénite.

Reins peu altérés, à capsule non adhérente.

Teinte cyanique. La substance corticale est un peu diminuée d'étendue. Pèsent : gauche 110, droit 100.

CHAPITRE V

DIAGNOSTIC

Pendant une période assez longue, l'athérome mitro-aortique est à l'état latent, ne se manifestant par aucun symptôme fonctionnel. A cette période, l'affection ne peut être diagnostiquée que par hasard, n'étant découverte qu'à un examen complet du malade entré pour une autre affection toute différente.

Mais quand, par suite de la sclérose du myocarde, apparaissent les troubles fonctionnels, dyspnée, œdème, l'attention est attirée du côté du cœur. On doit alors se demander s'il y a une lésion valvulaire, si elle atteint deux orifices à la fois, si elle est d'origine athéromateuse.

Il est facile d'éliminer les cardiopathies artérielles ou cardiopathies de la ménopause, par la présence de souffles aux foyers d'auscultation du cœur. Mais il sera plus difficile de distinguer la lésion mitro-aortique d'une myocardite chronique, d'une néphrite interstitielle, de lésions d'artériosclérose produisant une insuffisance aortique on mitrale fonctionnelle, comme l'ont montré MM. Huchard, Bouveret, Serullaz, etc. L'hypertension artérielle, l'albuminurie, l'arythmie, souvent notées, pourraient faire pencher vers cette opinion. Mais l'insuffisance fonctionnelle de la mitrale est admise par Potain comme une lésion rare. Le souffle qu'elle produit est faible, doux, inconstant, se propage mal dans l'aisselle; enfin il disparaît par l'administration de la digitale, tandis qu'il devient plus net dans le cas de souffle organique. Quant au souffle diastolique de la base, qui traduirait l'insuffisance fonctionnelle par dilatation de l'orifice aortique, on peut l'éliminer par suite de la rareté de cette lésion et de l'absence des signes d'une ectasie aortique. En effet, l'insuffisance fonctionnelle par dilatation de l'orifice aortique, admise par Corrigan, niée par Charcelay, mise en doute par Rendu, Peter, admise par MM. Bouveret, Huchard, C. Paul, Weill et plusieurs auteurs étrangers, a contre elle les expériences de Potain; son existence semble appuyée sur des observations passibles parfois d'objections à cause de l'intégrité pas toujours absolue des sigmoïdes[1]. Sans nier le souffle de la myocardite chronique sénile, nous considérons donc, avec Potain et M. Jaccoud, les souffles d'insuffisance aortique fonctionnelle comme exceptionnels. Nous croyons qu'ils sont le plus souvent dus à une lésion valvulaire, parfois légère, concomitante avec la myocardite chronique. La variabilité même du souffle ne peut pas toujours permettre d'affirmer sa nature inorganique, car la coexistence d'un certain degré de myocardite avec une lésion valvulaire peut, en affaiblissant la contraction cardiaque, diminuer considéra-

[1] Barié, *Archives génér. méd.*, 1896.

blement l'intensité du souffle symptomatique de cette lésion.

Le souffle est donc dû à une lésion valvulaire, mais la lésion atteint-elle deux orifices? Cette question est difficile parfois à résoudre, d'autant plus que les signes périphériques, qui dans le cas d'une lésion valvulaire endocarditique viennent parfois éclaircir la question, manquent le plus souvent dans les cardiopathies valvulaires d'origine athéromateuse. L'erreur consiste soit à admettre une double lésion orificielle, alors qu'un seul orifice est lésé, soit à n'admettre qu'une seule lésion alors qu'il y en a deux. Elle est due le plus souvent à ce que l'on prend pour un souffle organique un souffle qui ne l'est pas, ou pour un deuxième souffle la propagation à distance du souffle d'un seul orifice. Un souffle extracardiaque sera reconnu à son rythme, à son timbre doux, à son absence de propagation, à son extrême variabilité suivant les jours, suivant les positions du malade. Pour reconnaître qu'un souffle n'est pas la propagation de celui d'un autre orifice, on se basera sur l'existence de deux points où on les entend au maximum, sur la présence d'une zone, située entre les deux maximums, dans laquelle on ne les entend plus, enfin sur la différence de leur timbre; ce n'est qu'après la constatation de ces trois signes qu'on pourra porter un diagnostic certain.

Quant à l'origine de la double lésion, on la rattachera à l'athérome en se basant sur l'état de bonne santé antérieur du malade, sur l'absence d'atteintes de rhumatisme aigu fébrile, de chorée, sur le début de l'affection qui n'a commencé qu'à un âge avancé, sur le facies pâle du malade, et surtout sur l'état athéromateux des artères. En effet, lorsque avec des signes d'insuffisance mitrale coexistent des signes d'athérome aortique, il y a de grandes chances pour que l'insuffisance mitrale soit de même nature que celui-ci. L'augmentation de la matité précordiale au niveau de la base du cœur, l'élévation des sous-clavières, des temporales sinueuses et dures, des radiales indurées, en tuyau de pipe, un tracé en plateau du pouls au sphygmogramme, devront donc faire pencher pour l'origine athéromateuse de la lésion valvulaire. Le diagnostic sera plus facile si l'on a pu suivre le malade depuis longtemps ; on aura vu s'établir successivement le retentissement du deuxième bruit aortique, puis un bruit à timbre clangoreux, métallique, et enfin le souffle d'abord léger de l'insuffisance valvulaire.

Le diagnostic clinique de l'insuffisance mitro-aortique des athéromateux est donc difficile ; mais très épineux aussi est le diagnostic sur la table d'autopsie. De ce que l'on trouvera une induration calcaire des valvules, on ne pourra pas conclure que l'athérome est la cause unique du processus morbide. En effet, plusieurs cas peuvent se présenter.

Tout d'abord, dans une série d'observations, et ce sont celles-là que nous avons citées au chapitre clinique, l'athérome explique toutes les lésions anatomiques. De même qu'il a produit les lésions habituelles de l'aorte, il a envahi l'orifice aortique, la valvule mitrale, produisant une ou deux lésions orificielles, l'une aortique, l'autre mitrale; ce sont ces cas qui ont servi de type à notre description. Pour qu'une lésion rentre dans cette catégorie, il faut que la lésion cardiaque n'apparaisse nettement que comme un prolongement intracardiaque de la lésion artérielle générale.

Dans une deuxième série de cas dont nous avons trouvé des exemples dans la littérature médicale, il y a bien surcharge calcaire des orifices du cœur, mais cette calcification est consécutive à une ancienne endocardite, dont les traces se manifestent par la forme même de ces incrustations, qui sont des saillies mamelonnées, ressemblant à des végétations cristallisées. Elles siègent sur le bord des valvules, également sur la grande et la petite valve de la mitrale, sur les piliers.

Enfin, dans cette deuxième série de cas, il y a intégrité du reste de l'appareil vasculaire, l'aorte est souple et mince le plus souvent.

Dans une troisième et dernière série de cas, les lésions sont encore plus complexes, et il paraît manifestement y avoir coexistence des deux processus, l'endocardite chronique scléro-calcaire d'une part et l'athérome artériel d'autre part, soit que l'endocardite ait constitué en quelque sorte un point d'appel pour les lésions athéromateuses, soit qu'il s'agisse simplement d'une coïncidence. Plusieurs de ces observations rentrent peut-être dans notre groupe des lésions mitro-aortiques d'origine athéromateuse, mais le départ est trop difficile, pour ne pas dire impossible, entre les deux ordres de lésions, pour qu'on puisse affirmer quelle est la part qui revient à l'une et à l'autre dans le processus anatomo-pathologique.

Nous avons éliminé les deux dernières séries d'observations, bornant notre étude aux lésions mitro-aortiques produites par l'athérome seul. C'est sur les caractères énumérés plus haut que nous nous sommes basé, et que l'on peut, à notre avis, se baser pour diagnostiquer anatomiquement la lésion mitro-aortique d'origine athéromateuse.

CHAPITRE VI

ÉVOLUTION. — PRONOSTIC — TRAITEMENT

Nous avons vu par quels symptômes se manifeste la double lésion orificielle, à la fois mitrale et aortique, produite par la dégénérescence athéromateuse des valvules sigmoïdes et mitrales, comment on peut affirmer nettement son existence. Voyons maintenant quelle est son évolution et, par suite, quel pronostic il faudra porter, quel traitement il faudra instituer.

Succédant à une phase d'hypertension artérielle caractérisée par le retentissement diastolique de l'aorte se transformant en clangor, par l'élévation des sous-clavières, la dureté du pouls radial, des crampes, des accès de pâleur du visage, l'athérome mitro-aortique s'établit insidieusement et reste pendant une certaine période à l'état latent, par suite de la tolérance parfaite de la lésion. Il est difficile de dire combien de temps dure cette période, mais elle doit être longue. On peut dire que la marche de la maladie est lente, en raison de la nature de la lésion athéromateuse, qui a une évolution lente, et du degré avancé des lésions que l'on trouve à l'autopsie.

Cette période dure tant que le muscle cardiaque est intact et se trouve à la hauteur de sa tâche. Mais il arrive une époque où il faiblit, et alors apparaissent les premiers symptômes d'une affection du cœur.

Si la marche de la maladie mitro-aortique est lente tant que dure la période latente, du jour où elle a manifesté sa présence par de la dyspnée, de l'œdème, des accès de pseudo-asthme, sa marche devient rapide. Parmi les observations que nous avons recueillies, il n'en est pas dans lesquelles le malade ait survécu plus d'un an, un an et demi après les premières manifestations des symptômes cardiaques.

La mort, dans ce cas, a été quelquefois le fait de la marche cyclique de la maladie aboutissant à l'asystolie terminale. Souvent la fin a été hâtée par une affection intercurrente, et parmi celles-ci l'œdème pulmonaire, la pneumonie, la congestion pulmonaire, dont l'évolution fatale a été favorisée par l'état de meiopragie dans lequel se trouvait le malade du fait de son affection valvulaire.

Ainsi donc la marche des affections valvulaires produites par l'athérome est différente de celle des affection valvulaires endocarditiques. Toutes les deux aboutissent bien à l'asystolie. Mais dans les affections valvulaires d'origine endocarditique, on peut distinguer trois périodes : une première période, celle du processus aigu fébrile, de l'endocardite qui produit la lésion valvulaire, puis une période silencieuse pendant laquelle, *la plaie étant cicatrisée*, la lésion bien compensée est tolérée ; enfin, par suite de la défaillance du myocarde, momentanée ou non, apparaît la période des troubles cardiaques, qui après plusieurs crises d'asystolie aboutit à une crise d'asystolie terminale.

Dans les lésions valvulaires produites par l'athérome, la première période manque ; l'affection commence par une période silencieuse, pendant laquelle le processus athéromateux évolue sourdement mais continuellement, puis, par suite de la défaillance définitive du myocarde, apparaissent les troubles cardiaques, qui conduisent, par une marche toujours progressive, à l'asystolie, à moins qu'une affection intercurrente vienne encore hâter la terminaison.

En présence d'une telle évolution de la maladie mitro-aortique, le pronostic doit donc être réservé, même quand elle est découverte pendant la période latente. Car, si la lésion valvulaire est bénigne en elle-même tant que le myocarde est sain, on peut toujours redouter l'apparition prochaine des accidents liés à la myocardite sénile, qui vient s'associer aux lésions athéromateuses. *A fortiori*, si l'affection est constatée à la période où elle se manifeste par des troubles cardiaques, le pronostic est grave ; car, nous l'avons vu, la mort arrive le plus souvent dans le délai d'un an à un an et demi.

On peut donc conclure avec Andral, Stokes, Vulpian, que les altérations du myocarde ont une grande importance dans l'évolution des affections valvulaires du cœur d'origine athéromateuse. Mais dans la production du complexus symptomatique et surtout du syndrome asystolique terminal, le rôle de la lésion valvulaire n'est pas négligeable. Par suite de l'évolution lente mais toujours progressive du processus athéromateux, par suite des troubles hydrodynamiques qu'elle entraîne, la lésion valvulaire vient rendre plus pénible la tâche du myocarde, ayant déjà par ailleurs de nombreuses causes de meiopragie.

Il nous semble que jusqu'ici on a trop négligé la part des lésions valvulaires, et que dans ce complexus anatomo-pathologique qui a nom cœur sénile, on n'a pas assez démêlé ce qui revient à chacun des éléments constituants du cœur : coronaires, péricarde, myocarde, endocarde et valvules.

Le traitement de l'athérome mitro-aortique sera celui des cardiopathies d'origine artérielle. On proscrira l'alimentation carnée riche en toxines, et on donnera la préférence à une alimentation composée du laitage, des légumes, des œufs.

Quant aux agents médicamenteux, ils varieront suivant la période de la maladie à laquelle on aura affaire. Tant que les troubles cardiaques n'auront pas apparu, on s'adressera aux dépresseurs de la tension artérielle pour combattre l'hypertension qui précède toujours l'athérome mitro-aortique. On prescrira la trinitrine et les iodures alcalins, spécialement l'iodure de sodium, pris à faible dose et pendant longtemps. Mais quand le myocarde aura faibli, que l'œdème, la dyspnée auront apparu, on aura recours aux toniques du cœur. Avec le régime lacté mitigé, si le régime lacté absolu est mal supporté, avec le repos, on prescrira la digitale à faible dose, en se rappelant que « quand une affection cardiaque est accompagnée d'athérome artériel et de lésions valvulaires athéromateuses, il est prudent de n'user de la digitale qu'avec beaucoup de réserve ». Mais l'action de la digitale s'épuise rapidement et ne tarde pas à échouer complètement, quand le myocarde est profondément atteint, comme c'est presque toujours le cas dans la seconde période de l'athérome mitro-aortique. Il faudra alors avoir recours à l'action de la spartéine, du strophantus, de la caféine, qui peuvent encore rendre des services.

CONCLUSIONS

I. La localisation de l'athérome au niveau de la région mitro-aortique est plus fréquente qu'on ne l'admet généralement.

II. De cette localisation procède la possibilité d'une double lésion orificielle mitro-aortique, à laquelle correspond une symptomatologie propre et qui mérite une description particulière dans le vaste groupe des affections valvulaires du cœur.

III. Cette lésion est particulièrement fréquente chez les vieillards; elle représente, à cet âge, environ le septième des affections valvulaires du cœur.

IV. Après une période de latence plus ou moins longue, elle se manifeste par les symptômes fonctionnels d'une maladie du cœur et par les signes physiques des affections valvulaires, rarement au complet.

V. Elle a une évolution lente dans la première période, rapide dans la seconde; mais une marche toujours progressive.

VI. Son pronostic est réservé ; il dépend en grande partie de l'état du myocarde, mais aussi de la lésion valvulaire qui vient rendre la tâche de celui-ci plus pénible, par suite des troubles hydrodynamiques qu'elle produit.

BIBLIOGRAPHIE

ANDRAL, Cliniques médicales de la Charité, 1840.

BARD, Précis d'anatomie pathologique, 1899.

BARIE, Les vraies et les fausses insuffisances aortiques. (Arch. génér. méd., 1896.)

— Traité pratique des maladies du cœur et de l'aorte, 1900.

BARRAULT, du Rétrécissement sous-aortique (thèse de Paris, 1886).

COHEN-SOLAL, Insuffisance aortique et rétrécissement mitral combinés (thèse de Lyon, 1898).

CORVISART, Essai sur les maladies et lésions organiques du cœur et des gros vaisseaux, 1811.

CRUVEILHIER, Traité d'anatomie pathologique générale, t. II.

GUENEAU DE MUSSY, Cliniques médicales, 1874, p. 314.

HALLOPEAU, Rétrécissement ventriculo aortique; rétrécissement mitral. (Mém. Société biologie, 1869.)

HAUSHALTER, le Cœur sénile (thèse de Nancy, 1886).

HUCHARD, L'artériosclérose à type myo-valvulaire. (Arch. génér. méd., 1892.)

— Le rétrécissement mitral des artérioscléreux. (Congrès de médecine de Lyon, 1894.)

LAENNEC, Traité de l'auscultation médiate, 1831.

LANCEREAUX, Athérome et affections cardiaques. (Union médicale de 1885.)

LE NOIR, Rétrécissement sous-aortique et rétrécissement aortique. (Progrès médical, 1886.)

MERCKLEN, in Traité médecine de Brouardel, Gilbert, Girode.

Monnier, Le syndrome mitro-aortique. (Gaz méd., Nantes, 1900.)

Peter, Leçons de clinique médicale. 1880.

Potain et Rendu, article Cœur, in Dictionnaire de Dechambre.

M. Raynaud, article Cœur. in Dictionnaire de Jaccoud.

Stokes. Traité des maladies du cœur.

Tourtelot, Coïncidence des lésions mitrales et aortiques (thèse de Paris, 1875).

Tripier, Pulsation carotidienne. (Rev. mens. méd. et chir., 1877.)

Tripier et Devic, article Cœur et vaisseaux. in Pathologie générale de Bouchard, t. IV.

Vailhé, Insuffisances mitrale et aortique combinées (thèse, Montpellier, 1901).

Vinay, Athérome des artères; lésions des orifices du cœur. (Lyon médical, 1886.)

Weber et Deguy, La région mitro-aortique. (Arch. méd. expér., 1897.)

TABLE

Lyon. — Imp. A. Rey, 4, rue Gentil. — 28276

www.ingramcontent.com/pod-product-compliance
Ingram Content Group UK Ltd.
Pitfield, Milton Keynes, MK11 3LW, UK
UKHW031938260826
14628UKWH00004B/1718

9 782014 104523